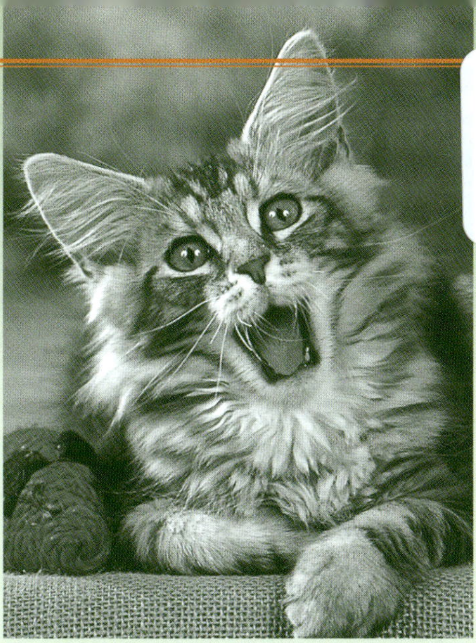

Das Bachblüten-Buch
für Katzen

Das Bachblüten-Buch für Katzen

von Michaela Stark

CADMOS

Gestaltung und Satz: Ravenstein + Partner, Verden
Lektorat: J. Aurahs
Fotos: C. Pinnekamp, IPO, Schanz
Druck: Westermann Druck, Zwickau

Printed in Germany

ISBN 3-86127-121-4

Inhalt

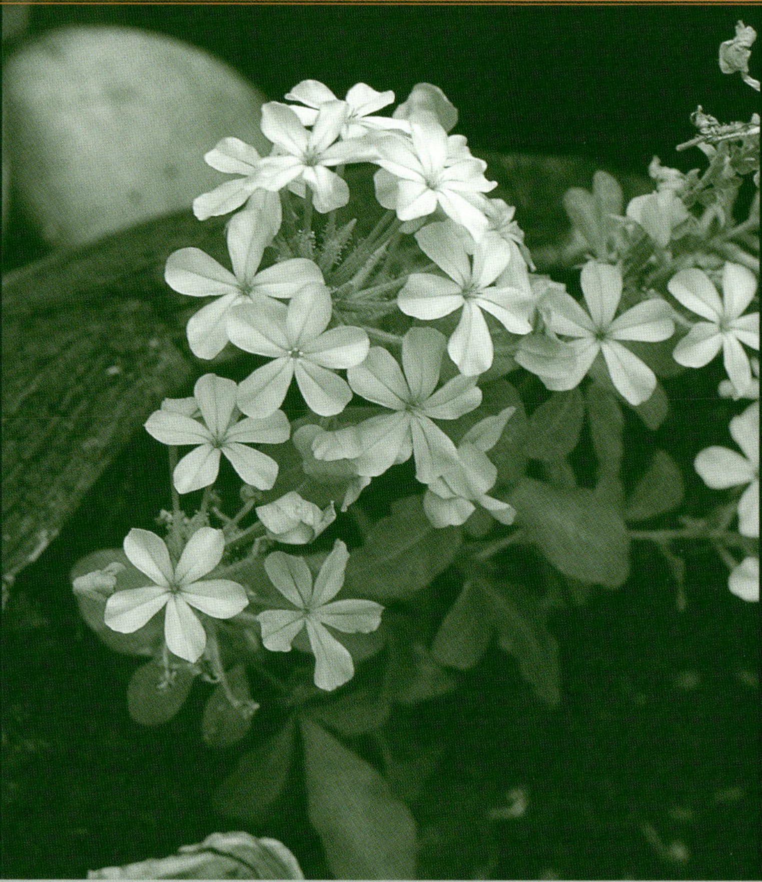

Vorwort

Dr. Edward Bach entwickelte aus Blüten von Pflanzen, Sträuchern, Bäumen und einem heilkräftigen Quellwasser die heute bekannten und bewährten Bachblüten-Essenzen.

Die Schwingungen der Essenzen bringen Disharmonien zwischen Körper und Seele wieder in Einklang. Negative Schwingungen im Körper stellen für den Organismus Blockaden dar, zu denen sich bei längerem Bestehen körperliche Symptome gesellen und Krankheiten hervorrufen. Mit den Bachblüten-Essenzen werden positive Energien aktiviert, die das Immunsystem und die körpereigenen Abwehrkräfte stärken. Beginnt man rechtzeitig mit einer Therapie, um negative Gemütszustände aufzulösen, so kann in vielen Fällen eine Krankheit vermieden werden. Bachblüten werden eingesetzt, um die negativen Gemütszustände, die zu einer Krankheit führen können, oder Disharmonien, die aus einer organischen Störung (zum Beispiel nach Unfällen) herrühren, auszugleichen.

Die Bachblüten-Essenzen wirken als nichtmaterielle, subtile Impulsgeber. Sie vermitteln Informationen einer spezifischen hohen Frequenz, welche die seelischen Selbstheilungskräfte stimulieren.

Sie produzieren keine Nebenwirkungen oder Unverträglichkeiten mit anderen Therapieformen.

Tiere reagieren häufig besonders rasch auf Bachblüten. Bachblüten bringen oft innerhalb kürzester Zeit eine Harmonisierung. Tiere können allerdings anders als der Mensch nicht bewusst an ihrer seelischen Fehlhaltung arbeiten. Zucht- und aufzuchtbedingte Charakterfehler lassen sich daher leider nur eingeschränkt beeinflussen. In manchen Fällen geht es sogar bis zur Therapieresistenz. Ebenfalls muss vor Therapiebeginn geklärt werden, ob organische Ursachen der Grund für die Verhaltensänderungen sind.

Genauso ist zu klären, ob das heimische Umfeld der Auslöser für psychische Störungen ist. Wenn das zutrifft, müssen erst diese Auslöser ausgeschaltet werden. Danach kann man, falls noch nötig, eine Therapie mit Bachblüten beginnen. Bachblüten ersetzen nicht die notwendige Prägung und Beschäftigung der Katze. Außerdem spiegeln Katzen in ihrem Verhalten oft Konflikte wider, die sich in ihrem unmittelbaren Umfeld abspielen, so zum Beispiel Partnerschaftsprobleme innerhalb der Familie, Kummer oder Wut des Besitzers und Ähnliches. Diese verursachenden Faktoren müssen zuerst beseitigt oder gelöst werden.

Leider muss man in einer Tierheilpraxis immer wieder erleben, dass eine „artgerechte Haltung“ aus Unwissenheit oder Nachlässigkeit missachtet wird. Schäden, die daraus resultieren, können auch mit Bachblüten nicht behoben werden.

Zur artgerechten Haltung gehören unter anderem solche Dinge wie

- artgerechte Ernährung
- genügend Bewegungsraum
- sichere Rückzugsmöglichkeiten bei Haltung mehrerer Katzen
- Zeit, um mit der Katze zu spielen
- Möglichkeiten, die Krallen zu wetzen und zu klettern und so weiter

Wenn die Katze in Harmonie mit Ihnen und Ihrem Umfeld ist, wird sie zu vielem fähig sein, aber vor allem Ihnen im Leben viel Freude bereiten.

Jeder Mensch und jedes Tier hat eine individuelle Belastbarkeitsgrenze, diese sollte man auch anerkennen. Eine Katze zu besitzen bedeutet, eine Partnerschaft mit ihr einzugehen. Daher sollte man auch bereit sein, partnerschaftlich mit ihr umzugehen. Hat sich die Katze erst einmal bei uns eingelebt, ist sie von unserer Zuneigung und Freundschaft abhängiger als wir von ihr. Bekommt eine ungeliebte Katze die Möglichkeit, ihr Zuhause zu verlassen, so wird sie es tun und sich einen freundlicheren Platz suchen. Darüber sollte jeder Katzenbesitzer einmal nachdenken.

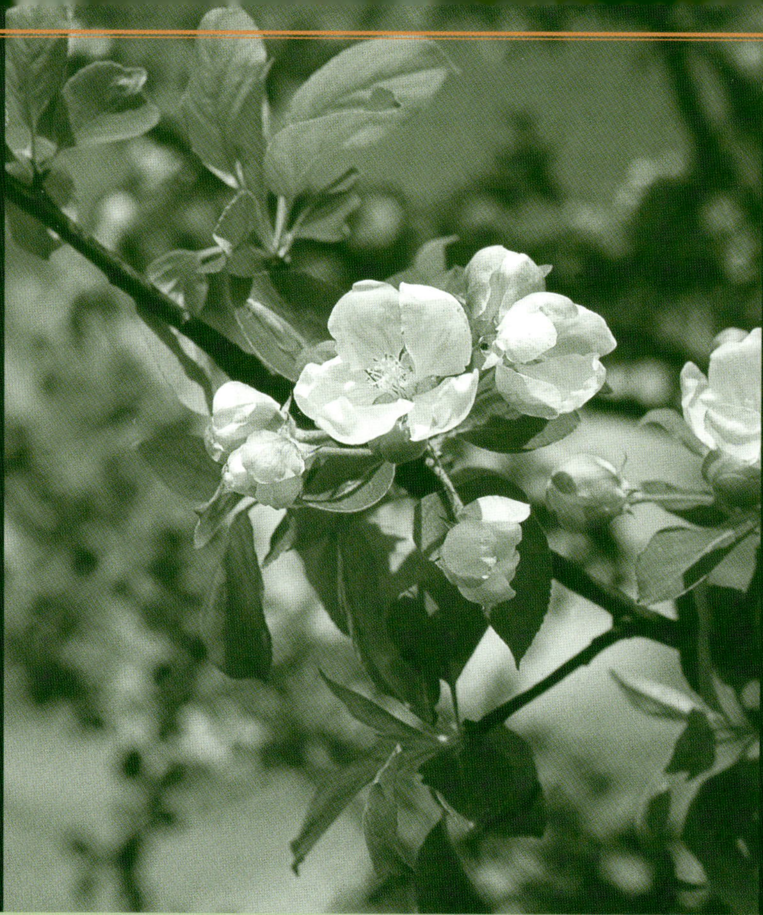

Handhabung des Buches

Je genauer Sie Ihre Katze in den Blüten- und Charakterbeschreibungen wiederfinden, desto leichter wird eine Bachblüten-Behandlung. Leider geschieht es zu oft, dass Besitzer von Katzen eine Bachblüten-Therapie beginnen, jedoch daran scheitern, weil zu viele Interpretationen vom Menschen auf das Tier vorgenommen werden. Einen Menschen kann man befragen, wie er sich fühlt, das ist beim Tier nicht möglich.

In diesem Buch handelt es sich um Charakterbeschreibungen mit direkt anschließenden Symptomen zu jeder einzelnen Blüte. Sie werden bemerken, dass sich viele Symptome in den einzelnen Bachblüten wiederholen. Als Beispiel möchte ich das Symptom „Durchfall“ nehmen. Es tritt unter anderem bei Aspen sowie bei Beech auf. Wenn Sie jedoch die Charakterbeschreibungen beider Bachblüten genau durchlesen, werden

Sie feststellen, dass diese sehr unterschiedlich sind. Somit ist die seelische Grundstimmung, die nach einiger Zeit zu körperlichen Symptomen führt, völlig unterschiedlich. Falls Sie bisher die Bachblüten nur nach körperlichen Symptomen gewählt haben und keinen Erfolg hatten, erinnern Sie sich daran, dass Krankheit meistens durch seelische Disharmonien entsteht. Die Disharmonie sollte bei der Behandlung immer im Vordergrund stehen.

Bei den Symptomen steht häufig in Klammern „Begleittherapie". Bei vielen Symptomen ist es sehr wichtig, eine genaue Abklärung der Ursache durch den Tierarzt vorzunehmen. Unruhezustände bei der Katze können auch durch eine Schilddrüsendysfunktion auftreten. Begleitend kann man jedoch Bachblüten einsetzen. Verletzungen oder Schockzustände müssen tierärztlich versorgt werden. Auch Durchfall, der bereits länger andauert, braucht weitere Maßnahmen, da der Flüssigkeits- und Mineralverlust unter Kontrolle gebracht werden muss. Sollten Sie unsicher bei Ihrer Entscheidung sein, suchen Sie sich einen Tierarzt oder Tierheilpraktiker, der mit Bachblüten arbeitet, und fragen Sie um Rat.

Zu jeder Blüte ist zusätzlich eine bestimmte Farbe angegeben, bei Agrimony zum Beispiel Blau. Wenn diese Blüte bei Ihrem Tier zum Einsatz kommt, kann eine Farbbehandlung die Bachblüten-Therapie unterstützen. Sie können ganz einfach vorgehen, indem Sie beispielsweise einen blauen Schal um den Hals Ihres Tieres wickeln oder ein blaues Tuch auf den Liegeplatz legen.

Ich wünsche zum Wohle der schnurrenden Vierbeiner und ihrer Besitzer viel Erfolg bei der Therapie mit den Bachblüten.

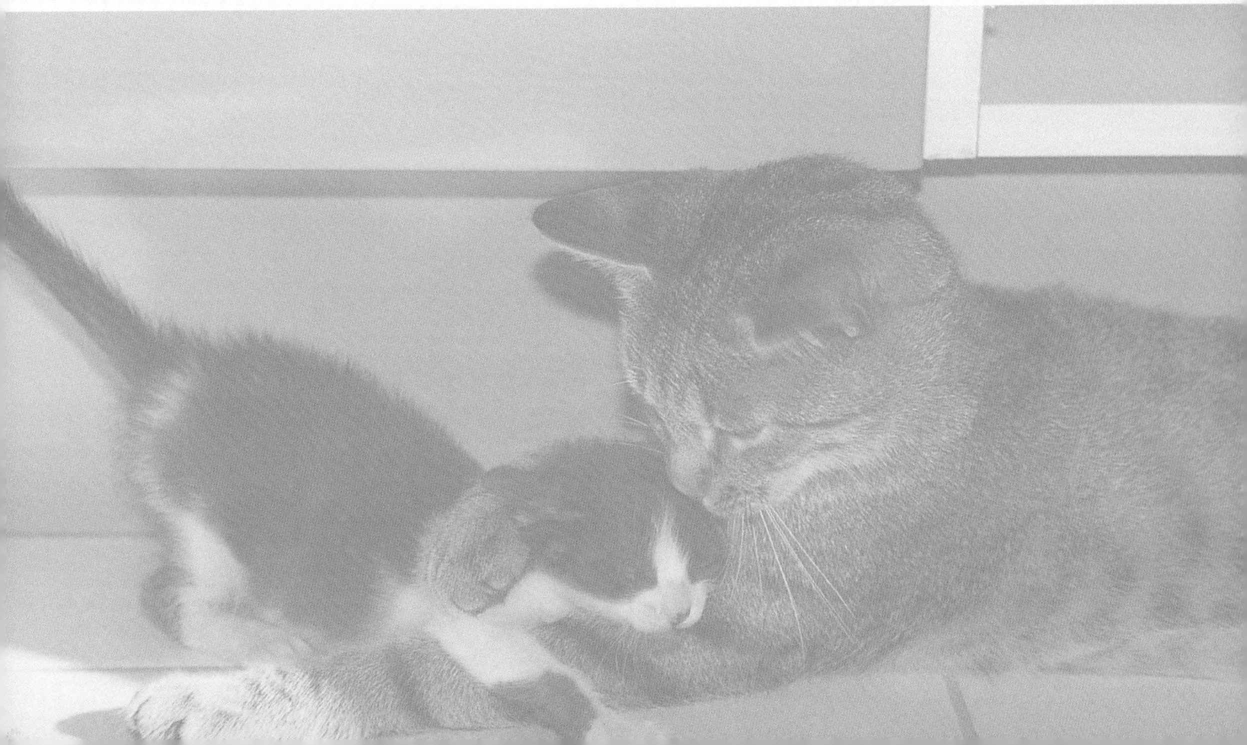

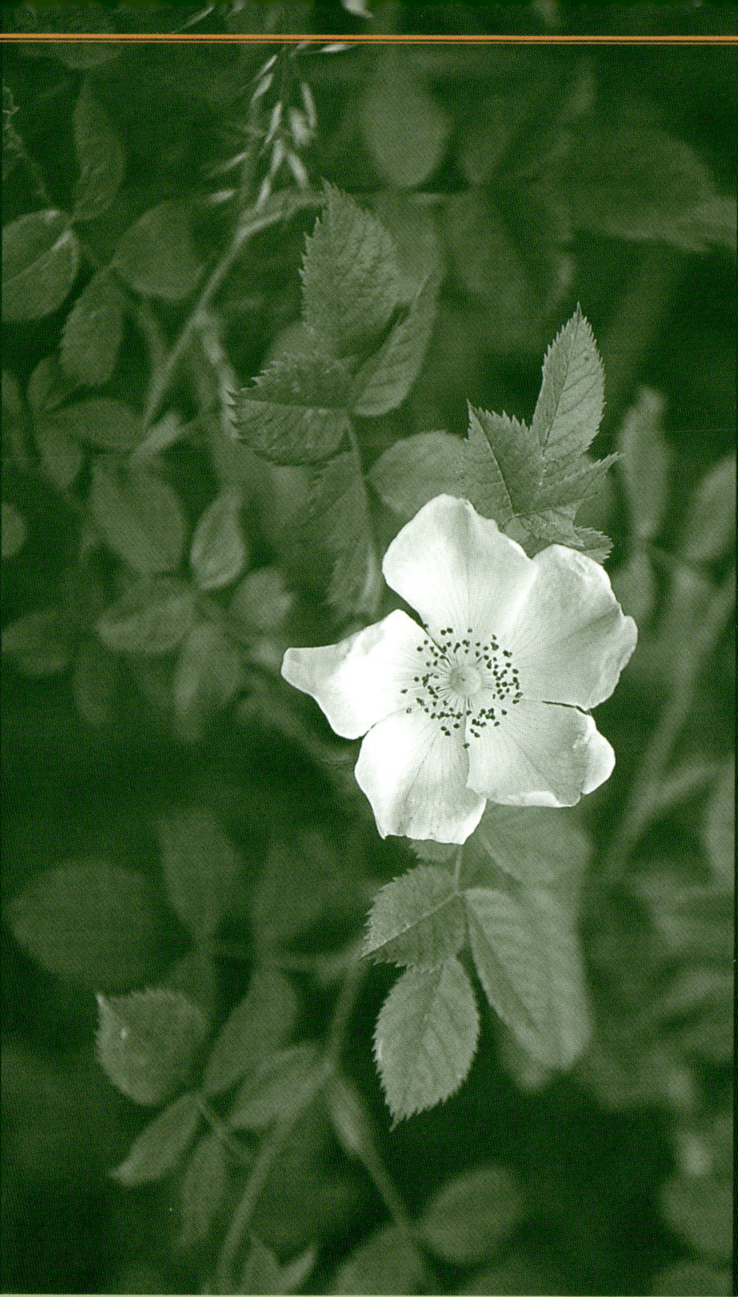

Bachblüten erhalten Sie rezeptfrei in homöopathischen Apotheken. (Foto: Bachblüten)

Lebenslauf von Dr. Edward Bach

24. 9. 1886
geboren in der Nähe von Birmingham

1902
Lehrling im väterlichen Erzgießereibetrieb

1906
Beginn des Medizinstudiums

1913
Leiter der Unfallstation der Universitätsklinik London

1917
Tod seiner ersten Frau durch Diphtherie, Wiederheirat drei Monate später; er selbst leidet an einem Milztumor – Lebenserwartung drei Monate

1919 – 1928
Entwicklung der sieben Bach-Nosoden; fand große Zustimmung in ärztlichen Kreisen

1920 – 1922
als Chirurg, Pathologe, Bakteriologe und Leiter des homöopathischen Krankenhauses in London tätig, parallel dazu Allgemeinpraxis in London

1928
42-jährig gibt Bach in London alles auf und geht als Arzt nach Wales; Umzug nach Cromer, ein Fischerdorf in Wales, die Suche nach Heilpflanzen beginnt

1930
Entdeckt die ersten drei Blüten: Impatiens, Mimulus und Clematis

1931
Schriften „Heile dich selbst" und „Ihr leidet unter euch selbst" erscheinen

1932
weitere Schriften: „Befreie dich selbst" sowie „Die zwölf Heiler"; er eröffnet wieder eine Landarztpraxis

1934
Umzug nach Sotwell, Südengland, behandelt hier Patienten aus allen Teilen Englands, meistens sogar kostenlos, obwohl er selbst nicht viel besitzt

1935
Dr. Bach erleidet selbst Krankheiten mit seelischen Krisen, durch die er dann die entsprechenden weiteren Pflanzen fand

27. 11. 1936
Dr. Bach stirbt im Alter von 50 Jahren

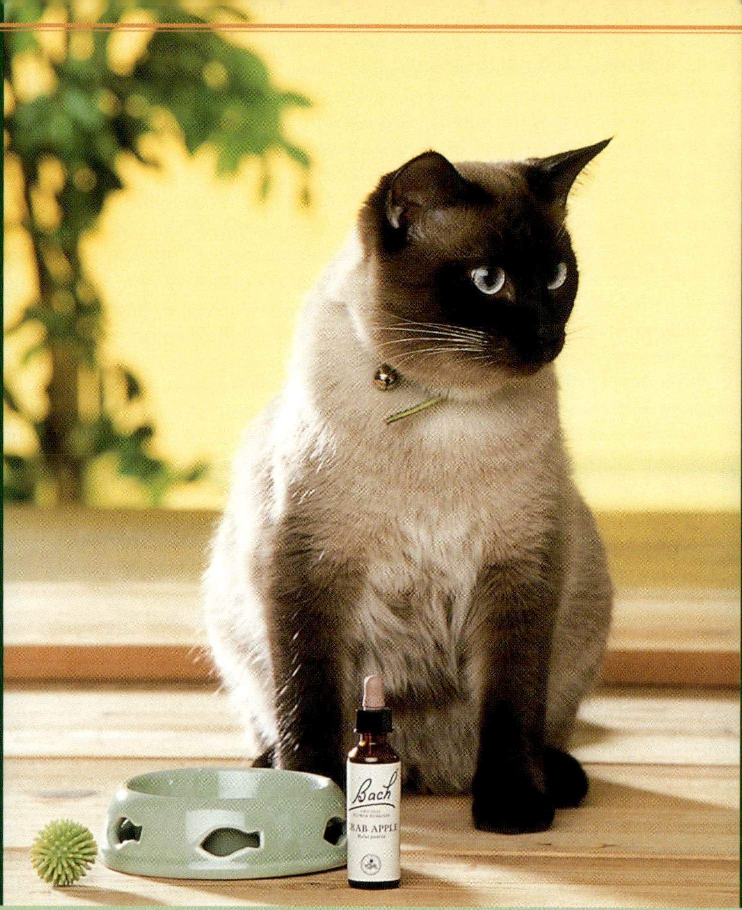

Zubereitung
der Einnahmefläschchen

Die Bachblüten-Konzentrate erhalten Sie rezeptfrei in Apotheken. Es handelt sich dabei um so genannte Stockbottles (Vorratsfläschchen). Um eine Einnahmeflasche herzustellen, benötigen Sie ein Glasfläschchen mit Pipette oder Tropfverschluss und kohlensäurefreies Wasser. Bitte kein abgekochtes Wasser verwenden, da hierin die energetischen Informationen der Bachblüten nicht gespeichert werden können. Eine zusätzliche Konservierung durch Alkohol ist bei Einnahmefläschchen bis 30 Milliliter nicht notwendig.

Bei 10-Milliliter-Flaschen sollte man zwei Tropfen, bei 20-Milliliter-Flaschen vier Tropfen und bei 30-Milliliter-Flaschen sechs Tropfen Konzentrat der entsprechenden Bachblüte zu dem stillen Wasser geben. Wollen Sie eine Kombination mehrerer Blüten herstellen, nehmen Sie von jeder Blüte zwei Tropfen in das mit stillem Wasser gefüllte Einnahmefläschchen. Es sollten jedoch nicht mehr als fünf bis sechs Bachblüten gemeinsam verabreicht werden.

Eine Ausnahme stellen die Rescue-Tropfen dar. Diese werden ausschließlich bei akuten Notfällen verabreicht und dürfen unverdünnt direkt auf die Maulschleimhaut der Katze geträufelt werden. Dazu genügen ein bis zwei Tropfen der Rescue-Mischung.

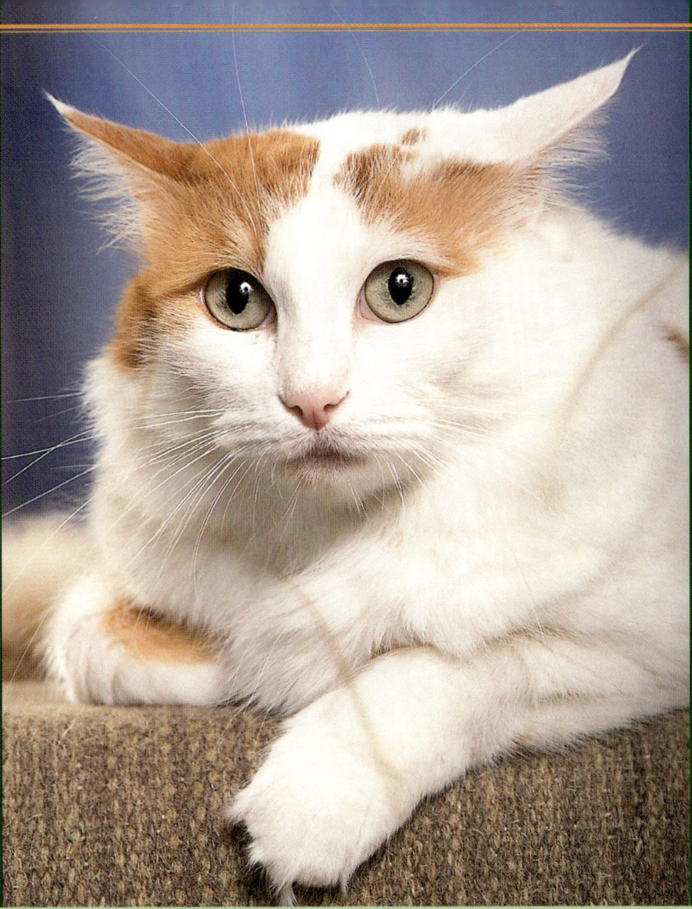

Dosierung und Therapiedauer

Die Bachblüten sollten zu Beginn der Therapie dreimal täglich verabreicht werden. Die Menge der Tropfen richtet sich nach der Größe der Katze. Bei einer kleinen Katze oder einem Katzenjungen genügen drei bis vier Tropfen, bei einer ausgewachsenen Katze genügen sechs Tropfen. Bessert sich der Zustand der Katze, so kann man allmählich die Dosierung zurücknehmen. Statt dreimal täglich gibt man nun die Tropfen zweimal täglich, bei weiterer Besserung geht man auf eine einmalige Gabe zurück und schleicht sich so aus der Therapie. Sollte sich danach der Zustand der Katze wieder verschlimmern, muss man entweder die Dosis wieder erhöhen oder neu überdenken, ob die Bachblüte oder die Mischung noch stimmt und diese gegebenenfalls neu anpassen.

Die Bachblüten wirken genauso wie zum Beispiel homöopathische Mittel über die Schleimhäute, deshalb soll man Bachblüten nicht unter das Futter mischen, sondern mit einer Pipette in das Mäulchen der Katze geben. Katzen lecken die Tropfen auch gerne aus der Hand ihres Besitzers. Die Variante, Bachblüten in das Trinkwasser zu geben, halte ich nicht für sinnvoll, da Katzen sowieso relativ wenig Wasser aufnehmen und der Napf nicht komplett geleert wird. Ebenso ist es nicht angebracht, wenn ein zweites Tier mit im Haushalt lebt.

Bei einer zusätzlichen Behandlung mit schulmedizinischen Medikamenten sollte man diese Medikamente nicht gleichzeitig mit den Bachblüten eingeben, sondern mindestens 15 Minuten Abstand lassen. Naturheilkundliche Medikamente stören sich in ihrer Wirkung nicht.

Die Dauer der Therapie kann man nicht allgemein gültig angeben. Es ist von vielen Dingen abhängig, wie lange die behandelte Katze die Bachblüten benötigt. Bei schwereren Fällen sollten nach vier bis fünf Wochen die ersten Anzeichen einer Veränderung des Verhaltens zu erkennen sein. Es kann sein, dass eine Therapie bei einer Katze nach sechs bis acht Wochen bereits abgeschlossen ist, während eine andere die Blüten ein halbes Jahr oder länger benötigt. Suchen Sie sich Hilfe bei einem Therapeuten, der sich mit Bachblüten auskennt, wenn Sie unsicher sind und nicht weiterwissen.

Manchmal kommen Katzenbesitzer, die gerne mit Bachblüten therapieren würden, nach einiger Zeit zu der entmutigenden Feststellung: Die Bachblüten helfen doch nicht. Hier gibt es mehrere Faktoren, die diesen Eindruck vermitteln, der aber so nicht stimmt. Unsere Katzen können uns leider nicht mit Worten, die wir verstehen, mitteilen, wie sie sich fühlen. Da muss jeder Besitzer schon selbst versuchen, sich hineinzudenken.

Hat man die Katze womöglich aus zweiter oder dritter Hand oder gar gefunden, ohne ihre Vorgeschichte zu kennen, wird es umso schwieriger, die passende Blüte zu finden. Hier heißt es einfach, alles noch einmal zu überprüfen, um eine Blüte zu finden, die dem Zustand der Katze besser entspricht. Hat die Katze bereits viele Qualen und Enttäuschungen erlebt, ist es eine Frage der Zeit, bis die Blüten wirken. Es ist dann Geduld beim Besitzer gefragt.

Dazu kommt, dass viele Katzenbesitzer zwar für sich und ihre Familie mit den Bachblüten umgehen können, aber bei der Katze daran scheitern, dass sie Verhaltensweisen ihres Tieres missdeuten, da ihnen leider die Katzensprache nicht in allen Kleinigkeiten bekannt ist. Schnurren und Fauchen kann eigentlich jeder deuten, aber Mimik und Körpersprache sagen oft noch viel mehr.

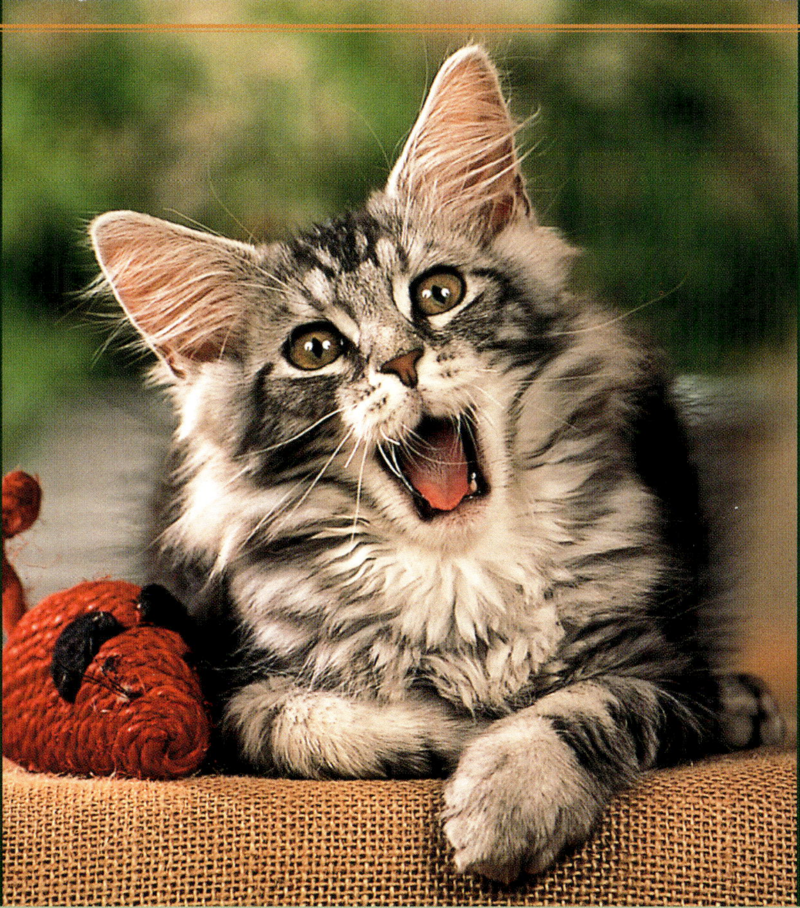

Bachblüten- und Charakterbeschreibungen mit Symptomen

Agrimony – Ehrlichkeitsblüte – Farbe Blau

Eine Katze, die Agrimony benötigt, erscheint auf dem ersten Blick immer fröhlich, verspielt, gut gelaunt und gesellig. Sie hat keine Probleme, in einem Haushalt mit mehreren Katzen zu leben. Auch an andere Tiere wie zum Beispiel Hunde kann sie sich sehr gut gewöhnen.

Beobachtet man die Katze jedoch etwas genauer, so merkt man, dass sie unnatürlich und übertrieben freudig und aktiv ist. Sie hat einen erhöhten Bewegungsdrang, spielt extrem viel und ausgiebig und saust viel in der Wohnung umher.

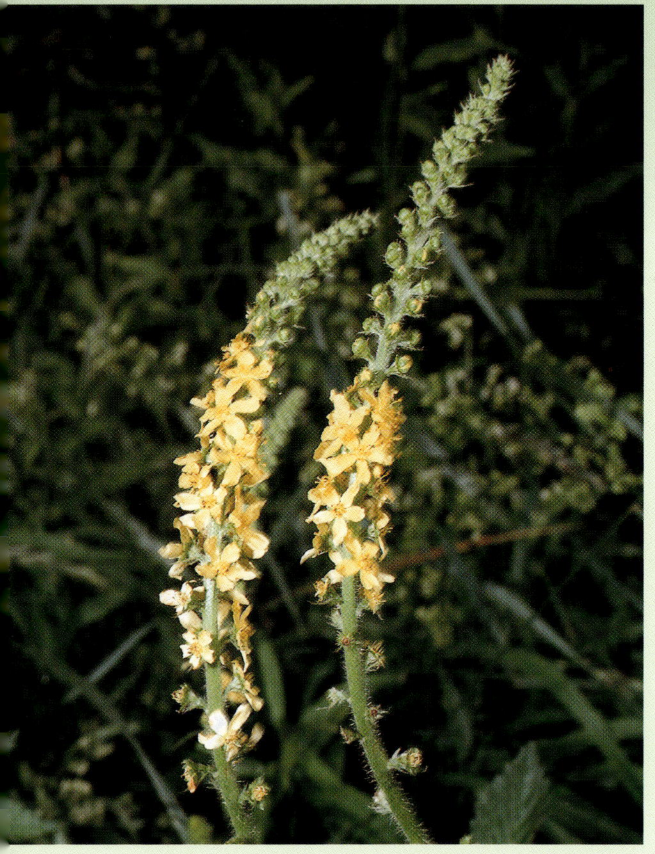

Agrimony-Blüte – Obermenning (Agrimonia empatoria)
Foto: Dr. Aichele

Sie sucht auch die Nähe ihres Besitzers, zeigt sich ihm gegenüber sehr verschmust, schnurrt sofort und gibt ständig „Köpfchen“.

Fühlt sich die Katze jedoch unbeobachtet, kann man sie dabei ertappen, wie sie einfach daliegt und ins Leere starrt oder nur zum Fenster hinausschaut, ohne zum Beispiel auf Reize wie einen Vogel, der draußen herumflattert, zu reagieren. Sobald die Katze die Anwesenheit ihres Besitzers bemerkt, will sie sofort wieder spielen. Durch dieses gegensätzliche Verhalten ist es sehr schwer zu erkennen, ob sie krank ist oder nur vor sich hin träumt. Ist die Agrimony-Katze wirklich krank, kann es dem Besitzer leicht passieren, dass er die Schwere der Krankheit aufgrund des Verhaltens unterschätzt.

Die Agrimony-Katze möchte nur eines: Ruhe, Frieden und Harmonie! Lebt diese Katze mit anderen Artgenossen in einem Haushalt zusammen, so können Sie sicher sein, dass die Agrimony-Katze nie einen Streit anfangen wird. Sie zieht sich vor einer Auseinandersetzung eher zurück. Haben sich dann die Wogen geglättet, kommt sie wieder hervor und schnurrt die anderen Katzen an, sie versucht über dieses Verhalten, die anderen Katzen wieder zu beruhigen.

Auch Streit, Krach und Disharmonien unter den Menschen im Haushalt bringen die Katze in Bedrängnis. Ihr ausgeprägtes Harmoniebedürfnis ist und bleibt ein untrügliches Zeichen für eine Agrimony-Katze.

Symptome

- Ablenkbarkeit
- Angst vor dem Festgehaltenwerden
- Anpassungsschwierigkeiten
- Augenausdruck: traurig, leer oder stumpf
- Bandscheibenvorfall durch innere Verkrampfung (Begleittherapie)
- bei Infektionskrankheiten, zum Beispiel Katzenseuche (Begleittherapie)
- beleckt Pfoten
- braucht Abwechslung
- Diabetes (Begleittherapie)
- Eingewöhnungsschwierigkeiten bei Besitzerwechsel
- Empfindsamkeit
- Entgiftung, Entschlackung
- extremer Bewegungsdrang

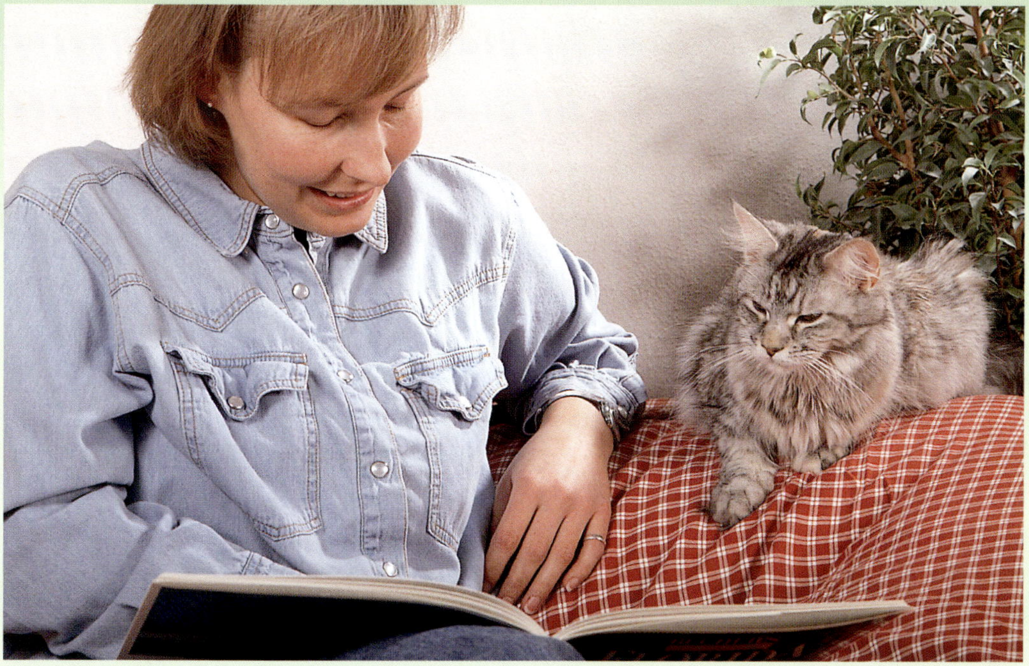

Der Agrimony-Katze ist Harmonie, Ruhe und Frieden wichtiger als alles andere. (Foto: U. Schanz)

AGRIMONY

- fehlende Ausdauer
- Fettsucht
- Fressstörungen
- großes Harmoniebedürfnis
- innere Unruhe, unruhig
- Juckreiz (Begleittherapie)
- Kontaktschwierigkeiten
- krampfartige Beschwerden (Begleittherapie)
- Leberentzündung (unbedingt Ursache abklären lassen, Begleittherapie)
- leidet unter Stress und Streit
- Magenschleimhautentzündung (Begleittherapie)
- Muskelverspannung, -verkrampfung (Begleittherapie)
- Neigung zu Hautirritationen, Furunkeln und Abszessen (Begleittherapie)
- Nervosität
- nicht wehleidig
- putzt sich, wenn sie allein ist, lange an ein und derselben Stelle
- Ruhelosigkeit
- Schlafstörungen
- selbstzerstörerisch
- überdeckt Disharmonie durch Überschwang und unnatürlich freudige Aktivität
- überdreht
- überspielt Konflikte
- unausgeglichen
- Verstopfung (Begleittherapie)
- Wirkt „pflegeleicht"
- Zahnstein, vermehrt (abklären: Stoffwechselerkrankungen)
- zu leicht zu motivieren, auch bei Krankheit

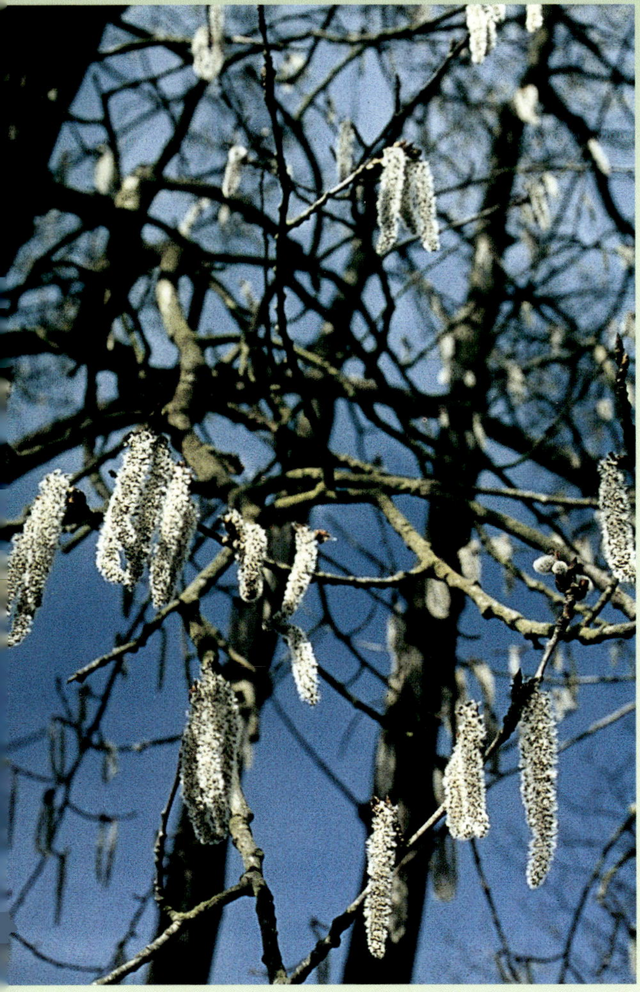

Aspen – Zitterpappel (Populus tremula)
Foto: Andreas Bock, Institut für Bachlütentherapie

Aspen – Zitterpappel – Mutblüte – Farbe Gelb

Die Aspen-Katze ist sprichwörtlich mit einer zu dünnen Haut auf die Welt gekommen. Sie ist sehr sensibel und übervorsichtig, reagiert übermäßig ängstlich und schreckhaft, manchmal sogar panisch. Für diese Ängste gibt es jedoch in den meisten Fällen keinen ersichtlichen Grund. Kommen fremde Menschen zu ihr, so verkriecht sie sich sofort. Mit Artgenossen kommt sie aufgrund ihrer Ängste schlecht zurecht. Während man die Katze streichelt, kann es geschehen, dass sie plötzlich zubeißt, weil sie sich vielleicht durch eine schnelle Handbewegung oder ein Geräusch erschrickt. Sollte der Besitzer seine Katze für dieses Verhalten auch noch bestrafen wollen, wird sich die Angst der Katze nur noch verstärken. Hier ist es wichtig, trotzdem ruhig zu bleiben.

Auch neues Spielzeug ist ihr nicht geheuer, genauso wenig mag sie raschelnde Dinge, sie reißt davor aus. Ihre gewohnte Umgebung verlässt diese Katze nicht freiwillig, dafür ist sie zu vorsichtig und ängstlich. Schon Fahrten zum Tierarzt sind für sie (und den sie transportierenden Menschen) eine Qual.

Allein sein ist für diese Katze einfach furchtbar, sie maunzt erst kläglich und beginnt dann heftig zu schreien, dabei zittert sie am ganzen Körper.

Eine Aspen-Katze kann in ihrer Angst auch zerstörerisch reagieren. Kratzen, beißen, an Fenstern, Türen oder Möbeln kratzen, Blumentöpfe ausgraben und so weiter kann bei ihr durch Angst ausgelöst werden. Strafe dafür, die die Katze mit ihrem Besitzer in Verbindung bringen kann, ist auch hier der falsche Weg. Die Katze verliert endgültig das Vertrauen. Wichtiger ist es, ihr ein Gefühl der Sicherheit zu vermitteln, damit sie Vertrauen aufbauen und Ängste abbauen kann.

Der Schlaf einer Aspen-Katze ist sehr unruhig. Sie unterbricht ihren Schlaf immer wieder und huscht vorsichtig durch die Wohnung. Während sie schläft, maunzt sie ängstlich vor sich hin.

ASPEN

Symptome

- allgemein ängstlich wirkend
- Albträume
- Angst durch fehlendes Vertrauen
- Angst in fremder Umgebung
- Angst, Ängste
- ängstlich und scheu bei Geburt, verhält Wehen (Begleittherapie)
- Autofahrkrankheit
- Blasenschwäche (Begleittherapie)
- chronische Darmerkrankungen (Begleittherapie)
- Durchfall (Begleittherapie)
- emotionale Spannungen
- empfindlich
- Erbrechen und Zittern beim Autofahren
- erste Hilfe bei Panik
- furchtsam
- gehetzter Blick
- hektisch durch Angst
- kontaktscheu
- Krämpfe durch Angst (Begleittherapie)
- Lärmphobie
- Magenschleimhautentzündung (Begleittherapie)
- maunzt und jammert ängstlich im Schlaf
- maunzt und schreit vor Angst
- nach überstandener Misshandlung
- nervöse Herz-Kreislauf-Erkrankungen (Begleittherapie)
- nervöses Erbrechen
- Nervosität, ist nervös
- Panik
- Reisekrankheit
- Schlafstörungen
- schmerzempfindlich
- Schreckhaftigkeit
- Sensibilität, ist sensibel
- submissiv
- unbegründete und unbestimmte Ängste
- verängstigt
- will nicht alleine sein
- zerstört Gegenstände beim Alleinsein

Die Aspen-Katze ist ein ängstliches Sensibelchen. Sie braucht das Gefühl von Sicherheit. (Foto: U. Schanz)

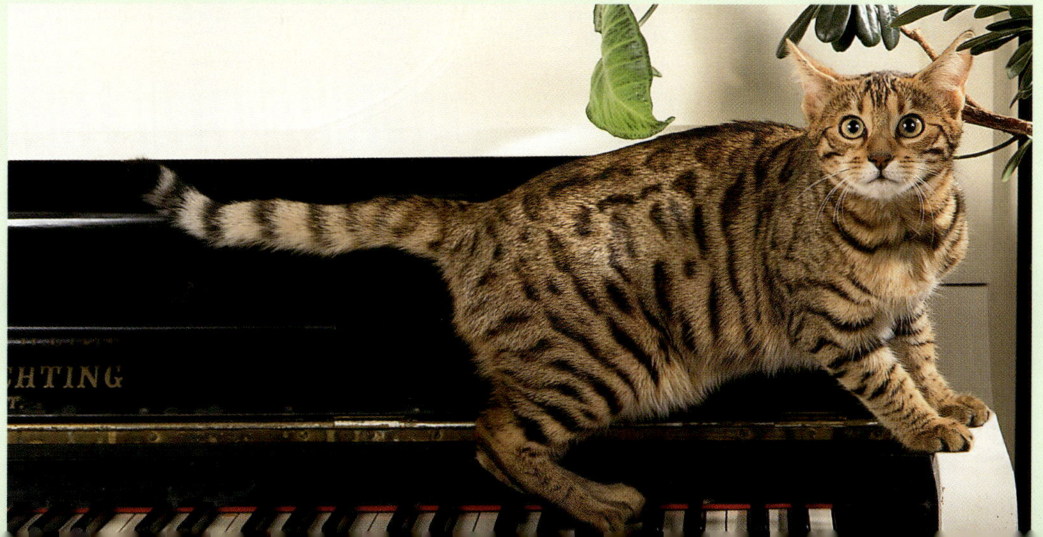

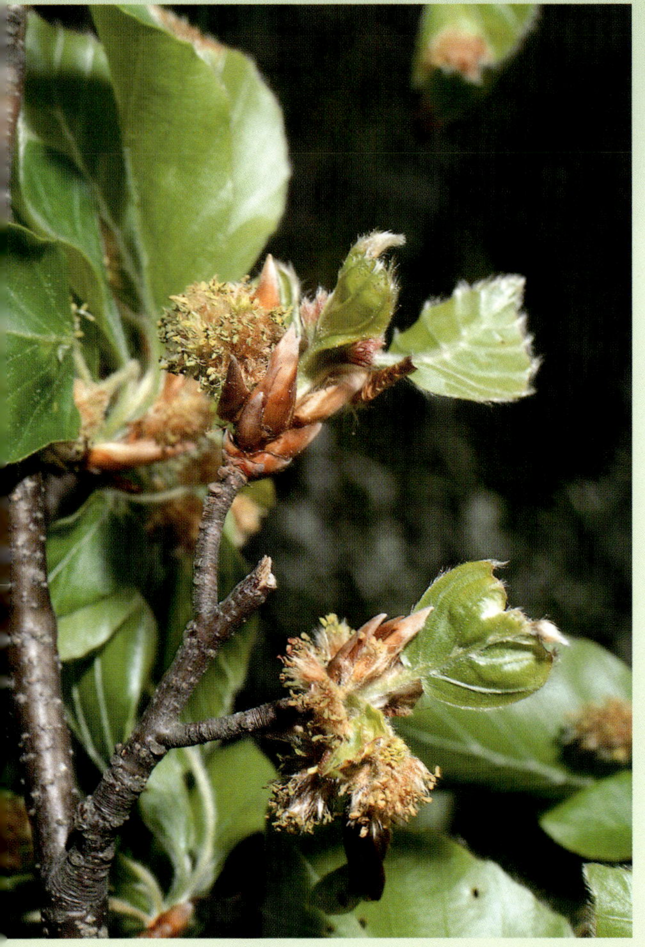

Beech – Rotbuche (Fagus sylvation)
Foto: Dr. Aichele

Beech – Rotbuche – Verständnisblüte – Farbe Grün

Die Beech-Katze ist ziemlich intolerant und ein ausgesprochener Einzelgänger. Sie lehnt ihre Artgenossen fast grundsätzlich ab. Für die Beech-Katze gelten Artgenossen als Feinde und sie greift sie rigoros an. Sie mit einer anderen Katze gemeinsam in einer Wohnung zu halten ist fast unmöglich. Die zweite Katze ist ständigen Angriffen seitens der Beech-Katze ausgesetzt und wird regelrecht verprügelt und in ihrer Bewegungsfreiheit eingeschränkt. Als einzige Warnung vor einem Angriff zeigt die Beech-Katze ihren Unmut: Ihre Ohren sind seitlich weggeklappt oder nach hinten angelegt, ihre Augen werden etwas kleiner, sie kneift sie leicht zu.

Menschen geht es mit einer Beech-Katze nicht besser. Gerade lag die Katze noch schnurrend auf dem Schoß ihres Besitzers, beißt und kratzt sie ihn in der nächsten Sekunde heftig. Sie springt auch gerne vorbeigehende Menschen an und attackiert mit angelegten Ohren die Beine ihrer Opfer.

Ihre Aggressionen richtet diese Katze jedoch durchaus auch gegen sich selbst. Sie gehört zu den Katzen, die sich selbst das Fell wegbeißen oder ausreißen. Unsauberkeit und Markierverhalten gehören auch zu ihren Protestaktionen. Das Markierverhalten kann sich sogar so steigern, dass die Katze an markanten Stellen (Hauseingang) oder viel benutzten Möbelstücken (zum Beispiel Couch, Stühle oder Bett) heftige Kratzspuren hinterlässt.

Diese Katze zu therapieren bedarf schon einer Portion Geduld. Worte bewirken bei ihr gar nichts. Auch sie von der Stelle wegzunehmen, die sie gerade attackiert, ändert nichts. Wenn man dieser Katze deutlich machen will, dass eine Aktion unerwünscht ist, muss dies anonym geschehen. Dafür kann sehr gut die Wasserspritze eingesetzt werden. Auf keinen Fall darf die Katze die Bestrafung mit ihrem Besitzer in Verbindung bringen, dadurch würde sie noch trotziger und aggressiver werden.

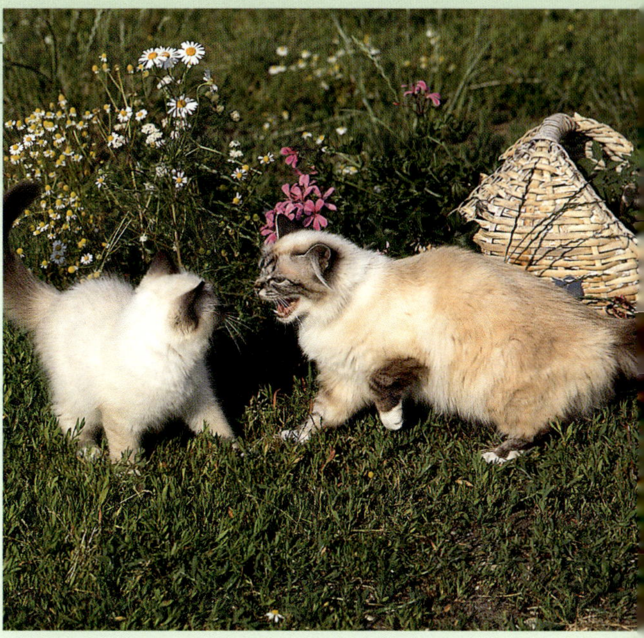

Eine Beech-Katze will weder einen Spielgefährten im Haus noch andere Katzengesellschaft. (Foto: U. Schanz)

Symptome

- Ablehnung
- Aggressionen
- Allergien (Begleittherapie)
- allergische Hauterkrankungen (Begleittherapie)
- allergischer Schnupfen (Begleittherapie)
- angriffslustig
- Anpassungsschwierigkeiten an Mensch und Tier
- Arthrosen (Begleittherapie)
- aufsässig
- Autoimmunerkrankungen durch Intoleranz
- chronische Nierenentzündung (Begleittherapie)
- dickköpfig
- Dominanz, ist dominant
- Durchfall (Begleittherapie)
- eigensinnig
- Einzelgänger
- Ektoparasitenbefall (Begleittherapie)
- Erbrechen (Begleittherapie)
- Fellbeißen (Ersatzhandlung)
- Futtermittelunverträglichkeit
- Gelenkerkrankungen (Begleittherapie)
- greift bei direkter Zurechtweisung an
- greift Jungtiere an
- Hautprobleme (Begleittherapie)
- Immunschwäche
- innerliche Anspannung
- Intoleranz
- ist kampfbereit
- Katzenschnupfen (Begleittherapie)
- Kontaktschwierigkeiten mit Artgenossen
- Kreislaufstörungen (Begleittherapie)
- lehnt Artgenossen ab
- Magen-Darm-Störungen (Begleittherapie)
- Markierverhalten
- Protestpinkeln
- schmerzempfindlich
- Schnupfen, wiederkehrend (Begleittherapie)
- selbstzerstörerisch
- spielt nicht mit Artgenossen
- Streitsucht
- Sturheit, ist störrisch
- Tyrann, ist tyrannisch
- übertriebenes Selbstbewusstsein
- unausgeglichen
- Unsauberkeit
- unverträglich
- Verstopfung (Begleittherapie)
- wehrt sich massiv gegen Fellpflege

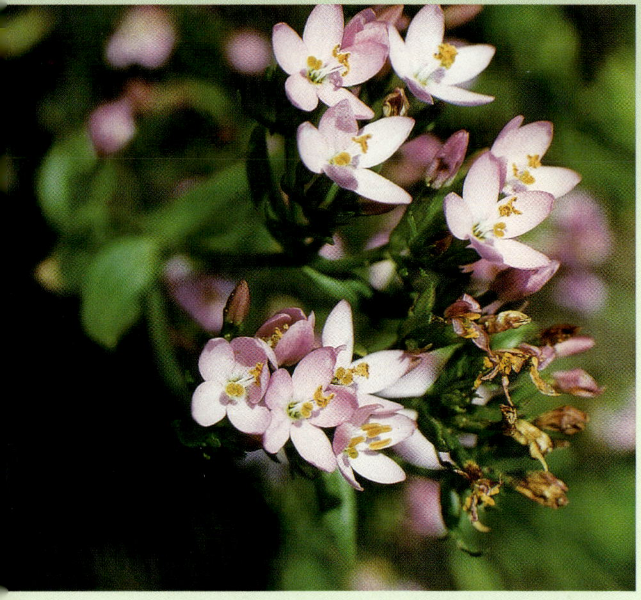

Centaury – Tausendgüldenkraut (Centaurium umbellatum)
Foto: Andreas Bock, Institut für Bachblütentherapie

Centaury – Tausendgüldenkraut – Willensstärkeblüte – Farbe Blau

Die Centaury-Katze ist sehr umgänglich und besitzt ein angenehmes, ruhiges Wesen. Allerdings nur auf den ersten Blick. Genauer betrachtet ist sie sehr willensschwach, extrem gutmütig bis unterwürfig und lässt sich alles gefallen.

Besonders gut festzustellen ist dies bei einer Katze, die mit Artgenossen oder anderen Haustieren zusammenlebt oder in einer Familie mit kleinen Kindern. Teilt sie sich mit weiteren Katzen die Wohnung, kann man beobachten, dass sich die Centaury-Katze leicht von ihrem Futternapf abdrängen lässt und in geduckter Haltung davonschleicht. Sie geht auch sonst ihren Artgenossen nach Möglichkeit aus dem Weg. Wird sie von einer Katze angegriffen, unterwirft sie sich sofort.

In einem Haushalt mit kleinen Kindern kann es sein, dass die Centaury-Katze todunglücklich ist. Sie versucht sich bei Lärm und Hektik möglichst schnell zu verkriechen. Wenn die Kinder die Katze zum Spielen hochnehmen wollen, lässt sie es sich gefallen, sie maunzt nur leise vor sich hin, aber sie kratzt und beißt nicht. Auch Aktionen von Kindern wie „Katze am Schwanz festhalten" erduldet sie, aber sie leidet fürchterlich darunter. Bei der Centaury-Katze kann sehr leicht körperlicher sowie seelischer Schaden angerichtet werden.

Das ist bei dieser Katze nur möglich, da sie keinerlei Selbstvertrauen besitzt. Möglicherweise ist diese Katze zu früh von ihrer Mutter weggenommen worden oder sie war die schwächste im Wurf und wurde bereits von ihren Geschwistern heftig attackiert und unterdrückt. Manchmal tritt der Centaury-Zustand jedoch auch nach längerer Krankheit, längerem Lahmen oder bei Besitzerwechsel auf. Die Katze kann dabei sehr schnell ihr Selbstbewusstsein verlieren.

Hilfreich ist es, mit der Katze ruhig umzugehen, um ihr Selbstbewusstsein wieder aufzubauen. Spielen Sie immer wieder mit ihr, jedoch nicht hektisch und laut, sondern sehr ruhig und vorsichtig und nicht zu lange. Öfter am Tag immer wieder für ein paar Minuten zu spielen ist viel wert.

Hüten Sie sich davor, die Katze bei Anzeichen der Unsicherheit (beispielsweise Besuch beim Tierarzt) zu bedauern oder zu verhätscheln. Sie verschlimmern damit ihre Angst!

Durch ihr schwaches Selbstvertrauen ist die Centaury-Katze sehr anfällig für Krankheiten aller Art sowie für Parasitenbefall.

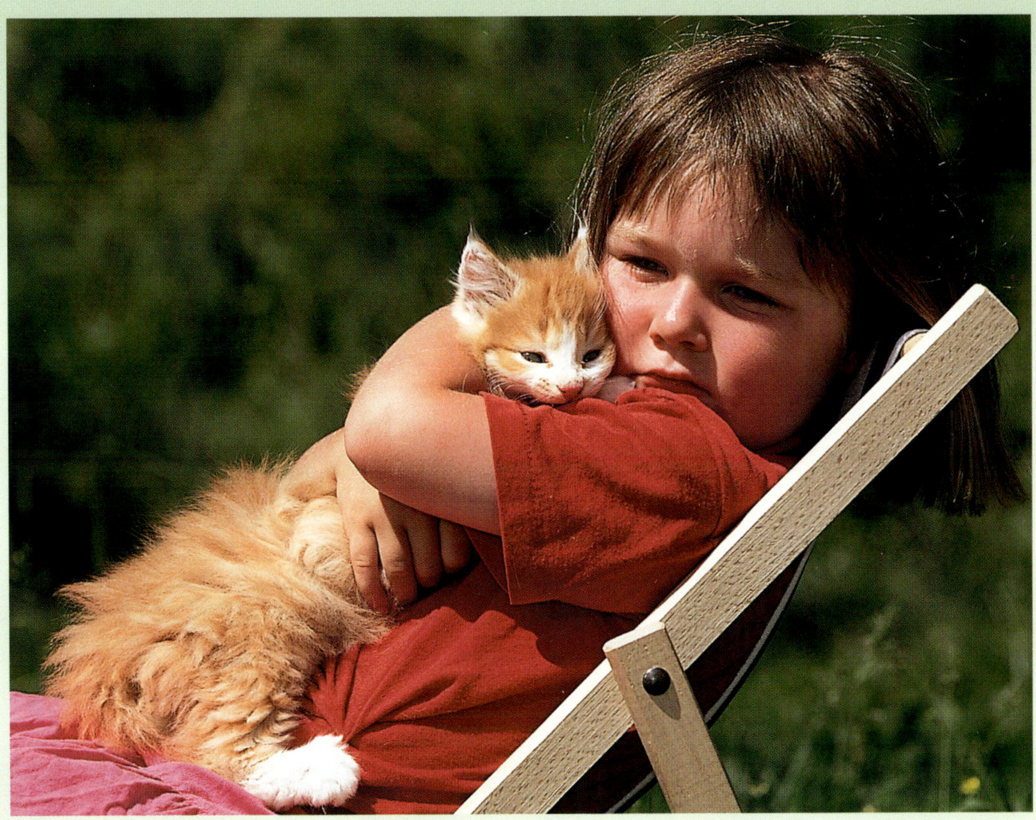

Mangelndes Selbstvertrauen hindert die Centaury-Katze daran, sich zu wehren. (Foto: B. Schellhammer)

CENTAURY

Symptome
- abhängig vom Besitzer
- Abwehrschwäche
- Atemwegserkrankungen (Begleittherapie)
- beschleunigt Genesung
- Besitzerwechsel wird nicht verkraftet
- Blasenentzündung (Begleittherapie)
- braucht Anerkennung
- chronische Krankheiten (Begleittherapie)
- chronischer Husten (Begleittherapie)
- empfindlich gegen Lärm, Licht und Temperatur
- Erschöpfungszustände
- Fresssucht (Ersatzhandlung)
- Furunkel (Begleittherapie)
- häufige Neigung zu Infektionskrankheiten
- häufiger Parasitenbefall, da Organismus durch psychische Überforderung geschwächt
- ist sensibel
- kein Eigenwille
- kein Selbstbewusstsein
- keine Durchsetzungskraft
- Konzentrationsschwäche durch Überforderung
- kraftlos
- krankheitsanfällig

CENTAURY

- Labilität, ist labil
- lässt sich alles gefallen, willensschwach
- lässt sich Quälereien gefallen
- Leberstörungen (Begleittherapie)
- Leukose (Begleittherapie)
- mangelndes Selbstvertrauen
- meidet Auseinandersetzungen
- Neigung zu Rückfällen bei Krankheit
- Rekonvaleszenz
- Schwäche bei lange bestehenden Krankheiten
- spielt aus Unsicherheit nicht mit Artgenossen
- Stoffwechselstörungen (abklären lassen, Begleittherapie)
- Unsicherheit
- unterdrückt Aggressionen
- unterwirft sich bei Angriff von Artgenossen sofort
- Verstopfung (Begleittherapie)
- von Geburt an schwächlich
- wehrt sich nicht
- wirkt schwächlich
- zieht sich zurück, versteckt sich

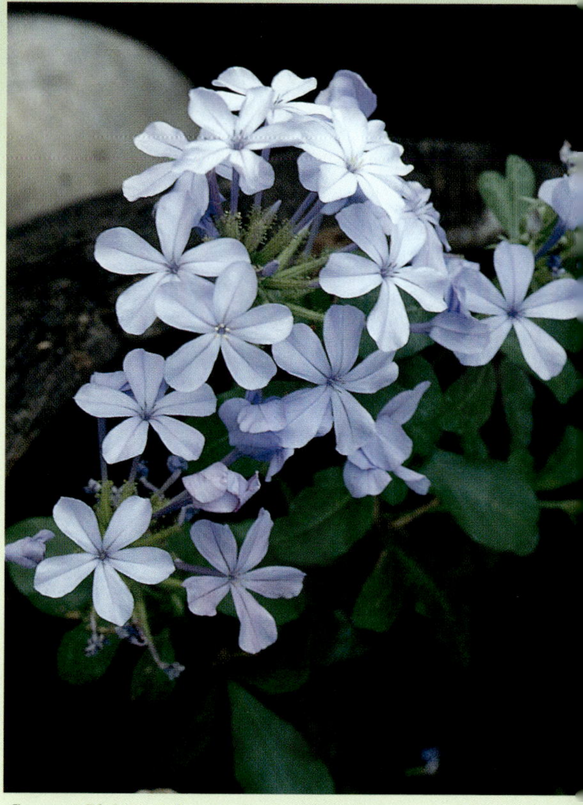

Cerato – Bleiwurz (Ceratostigma willmottiana)
Foto: IPO

Die Cerato-Katze fühlt sich nur in der Nähe ihres Besitzers sicher, alles macht ihr Angst. (Foto: U. Schanz)

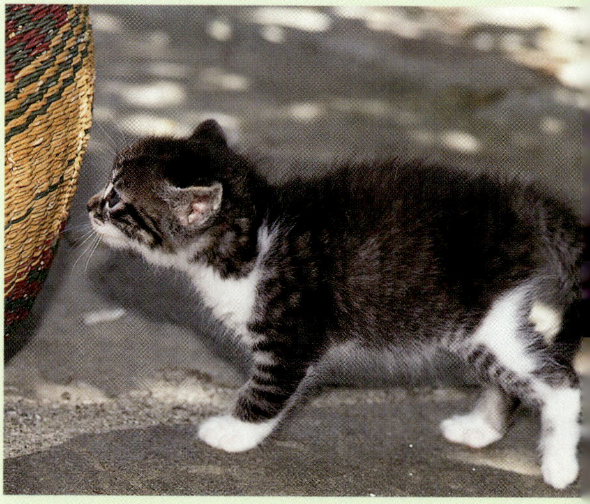

Cerato – Bleiwurz – Selbstvertrauensblüte – Farbe Rot

Das Cerato-Bild ist schwer vom Centaury-Bild zu trennen. Diese zwei haben sehr viel Gemeinsamkeiten. Häufig entwickelt sich Centaury nach Cerato.

Die Cerato-Katze ist unsicher im Umgang mit Artgenossen und Menschen. Sie hat einen deutlichen Mangel an Selbstbewusstsein und Sicherheit. Schaut man diese Katze genau an, kann man in ihren Augen bereits die Unsicherheit erkennen. Lebt sie mit einem Artgenossen in einem Haushalt, so ahmt sie dessen Verhalten nach. Falls die zweite Katze unsauber ist oder viel markiert, kann das Nachahmen sogar so weit gehen, dass die Cerato-Katze auch dieses Verhalten übernimmt.

Die Cerato-Katze entwickelt keine Eigeninitiative, sie spielt nicht alleine. Fordert der Besitzer sie zum Spielen auf, macht sie kurz mit, aber sie hört auch schnell wieder auf. Ihr Jagdinstinkt ist nicht stark ausgeprägt. Im Umgang mit Menschen ist sie unproblematisch. Selbst Fremde dürfen diese Katze auf den Arm nehmen und sie streicheln. Anders sieht es aber aus, wenn es in ihrer Menschenfamilie Veränderungen gibt (zum Beispiel ein Baby oder ein neuer Partner des Besitzers) oder wenn die Katze alleine bleiben muss. Dann kann es sein, dass sie aus Unsicherheit in der Wohnung markiert oder an Türen, Wänden oder Möbeln ihre Krallen wetzt. Trotz ihrer Unsicherheit oder gerade deswegen (!) sucht diese Katze die Nähe und Wärme ihres Besitzers.

Die Ursache für die Unsicherheit ist häufig darin zu suchen, dass die Katze zu früh von ihrer Mutter und ihren Geschwistern weggenommen wurde. Sie hat noch nicht genügend Zeit gehabt, Verhaltensweisen von ihrer Mutter zu lernen und selbst auszuführen. Dazu kommt nach der Trennung die völlig neue Umgebung. Für eine Cerato-Katze ist das eine noch größere Belastung als für andere Katzenbabys. Ein Katzenjunges sollte mindestens zehn, besser noch 14 Wochen bei seiner Mutter verbringen, ehe man sie trennt.

Bei der Cerato-Katze muss der Mensch die Aufgabe übernehmen, Selbstvertrauen bei der Katze aufzubauen. Das beginnt beim Spielen. Das Spiel sollte mit ihr nur kurz sein, aber für sie mit einem Erfolg enden. Da bietet sich ein Leckerchen an, das die Katze selbst gefangen oder gefunden hat, denn als geborene Jäger lieben alle Katzen den Jagderfolg.

Symptome

- ahmt Artgenossen nach
- akute Bauchspeicheldrüsenbeschwerden (Begleittherapie)
- Allergien (Begleittherapie)
- allgemeine Ängstlichkeit
- Angst bei Zurückweisung
- Angst vor dem Alleinsein
- Ängstlichkeit im Umgang mit Artgenossen
- Augenausdruck: unsicher, hilflos
- bei Stress, Unruhe
- bei Umzug
- braucht Erfolge und Anerkennung
- Deckakt – nimmt trotz körperlicher Gesundheit nicht auf
- desinteressiert an Kontakten zu Artgenossen
- Entwicklungsstörungen
- fehlendes Selbstbewusstsein
- fehlendes Selbstvertrauen
- Fellprobleme (Begleittherapie)
- Fettsucht (Begleittherapie)
- frühzeitige Altersbeschwerden
- Gelenkschwäche (Begleittherapie)
- Heimweh bei Urlaub des Besitzers
- Herzerkrankungen (Begleittherapie)
- Juckreiz (Begleittherapie)
- Katzenmutter säugt ihre Kitten zu wenig
- Katzenschnupfen (Begleittherapie)
- kein eigener Wille

CERATO

- Knochenprobleme (Begleittherapie)
- Kontaktschwierigkeiten durch mangelndes Selbstvertrauen
- Konzentrationsschwäche
- mangelnde Sozialisation
- Markierverhalten durch Veränderung in Familie (neuer Partner, Baby, Scheidung oder Ähnliches)
- Misstrauen, ist misstrauisch
- Neigung zu Infektionskrankheiten (Begleittherapie)
- Ohrenentzündungen (Begleittherapie)
- Ruhelosigkeit, ist ruhelos
- stressanfällig
- sucht Schutz bei Besitzer
- sucht ständig Körperkontakt
- Übergewicht (Begleittherapie)
- übergroße Anhänglichkeit
- Unentschlossenheit
- unsicher im Umgang mit Artgenossen
- unterwirft sich ihren Artgenossen
- verteidigt sich nicht
- wechselhafte Stimmung
- zeigt kaum spontane Reaktionen
- zu ruhig

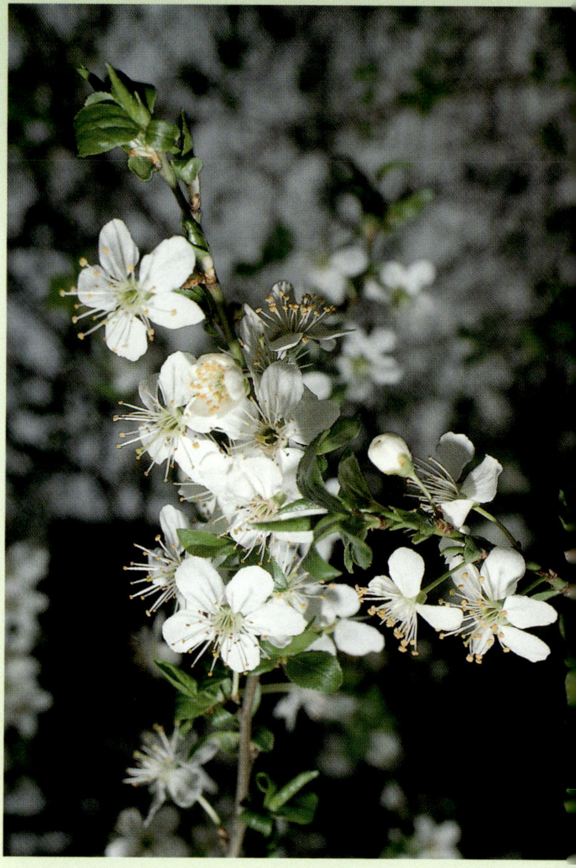

Cherry Plum – Kirschblüte (Prunus cerasitera)
Foto: Dr. Aichele

Cherry Plum – Kirschblüte – Gelassenheitsblüte – Farbe Gelb

Das Benehmen der Cerry-Plum-Katze ist ängstlich, unsicher bis hysterisch. Sie lebt unter ständiger Hochspannung, kann sich einfach nicht normal entspannen. Ihre Anspannung entlädt sich urplötzlich.

Sie greift Artgenossen sowie Menschen ohne Vorwarnung an. Vor einem Angriff erhöht sich meist ihre Unruhe, sie läuft ständig nervös umher. Wenn Sie versuchen, die Katze zu beruhigen, werden Sie – auch bei extremen Unruhezuständen – wenig erreichen. Im Gegenteil, die entgegengesetzte Reaktion kann eintreten: Die Katze wird noch unruhiger und greift umso heftiger an. Die Gefahr bahnt sich an, wenn die Katze nach der Unruhephase sehr ruhig wird. Ihre Augen sind dann relativ groß und haben einen starren Ausdruck. Der Pupillenreflex ist verzögert. Ihr Fell ist komplett gesträubt, die Schnurr-

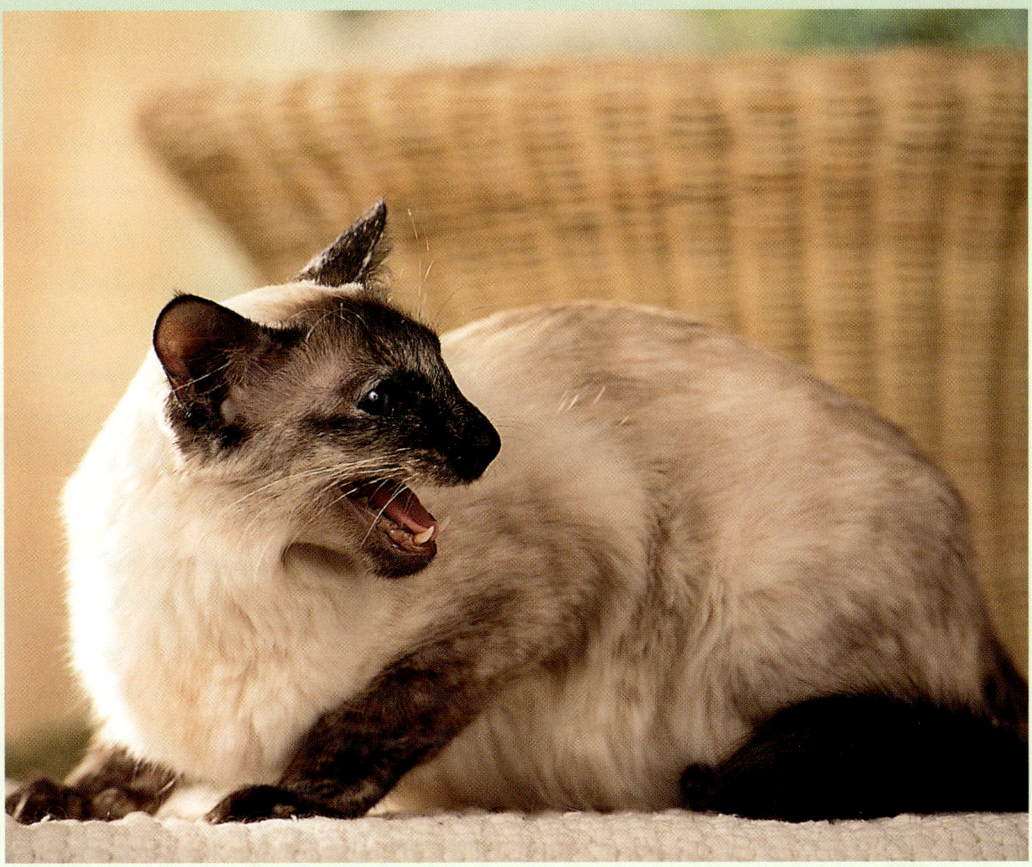

Typisch für eine Cherry-Plum-Katze sind wilde Aggressions-„Ausraster“. (Foto: U. Schanz)

haare meist breit gefächert. Urplötzlich wird dann der Schwanz senkrecht nach oben gestellt und attackiert. Dabei sind ihre Krallen ausgefahren und sie beißt heftig zu. Ansprechbar ist die Katze in diesem Moment nicht mehr. Aber sie ist in ihrer wilden Aggression eine Gefahr vor allem für Artgenossen sowie für Kinder. Die Cherry-Plum-Katze kann durchaus auch ihrem Besitzer bei einem Angriff mitten ins Gesicht springen!

Geht sie auf Artgenossen los, wird auch das andere Geschlecht attackiert. Daher sollte man an eine zusätzliche Hormonstörung denken.

Diese Katze ist nicht geeignet, um sie mit Kindern und anderen Katzen allein zu Hause zu lassen!

Bei ihren Aggressionsausbrüchen hilft nur, ruhig zu bleiben, sonst erschrickt die Katze noch mehr und das Rad der Aggressionen dreht sich umso heftiger und schneller.

Die Cherry-Plum-Katze ist jedoch nicht selbstsicher, im Gegenteil, es sind Angst und Unsicherheit, die sie so ausrasten lassen. Um ihr auf Dauer helfen zu können, ist es sehr wichtig, den Auslöser für ihre Anspannungen zu finden.

CERATO

Symptome

- Aggressionen als überschießende Reaktionen
- aggressiv gegen Artgenossen
- Allergien (Begleittherapie)
- Albträume
- anfallartige Schmerzen (Begleittherapie)
- Angst nach heftigem Schreck
- Angst, ängstlich
- Anpassungsschwierigkeiten
- Asthma (Begleittherapie)
- aufgestaute Energien
- Augenausdruck: wie in Panik aufgerissen
- Bauchspeicheldrüsenerkrankungen (Begleittherapie)
- beißt Junge (Instinktverlust)
- beißt, überschießende Reaktion
- dreht durch, nicht mehr ansprechbar
- Durchfall (Begleittherapie)
- Erbrechen aus Angst, Panik
- fehlende innere Ruhe
- Fresssucht (Ersatzhandlung)
- fürchtet sich vor bestimmten Dingen
- gereizt, reizbar
- gewalttätige Impulse
- greift ohne Vorwarnung an
- Hauterkrankungen (Begleittherapie)
- hohes Fieber (Begleittherapie)
- Hormonstörungen (Begleittherapie)
- innere Verkrampfung durch Schreck
- ist angespannt
- Juckreiz, ständiges Kratzen (abklären lassen, Begleittherapie)
- Kolik (Begleittherapie)
- Kontaktschwierigkeiten
- Krämpfe (Begleittherapie)
- kratzt sich ständig, durch Stress
- Leckekzem durch übertriebenes Putzen (Begleittherapie)
- Magen-Darm-Erkrankungen (Begleittherapie)
- maunzt und knurrt nachts ständig im Schlaf, grundlos
- Muskelverspannungen (Begleittherapie)
- nach Unfall oder Krampf (Begleittherapie)
- Neigung zu Krämpfen
- Nervosität, ist nervös
- Nierenerkrankungen (Begleittherapie)
- plötzliche Temperamentsausbrüche
- Protestpinkeln, -markieren
- Schilddrüsenüberfunktion (Begleittherapie)
- schreckhaft bei Geräuschen
- schwaches Durchhaltevermögen
- ständiges Pfotenlecken
- starke Eingeweidekrämpfe, eventuell mit Verstopfung (Begleittherapie)
- starrer Blick
- sucht Nähe des Besitzers
- Überängstlichkeit
- übersteigerter Sexualtrieb
- übertriebene Körperpflege
- unausgeglichen
- unbeherrscht
- Unruhe, ist unruhig
- Unsauberkeit
- Verletzungen: damit Verband nicht abgerissen wird
- Verletzungen: verhindert überschießende Schmerzschübe (Begleittherapie)
- Verstopfung (Begleittherapie)
- während epileptischem Anfall (Begleittherapie)
- zittert bei Anspannung
- zur Unterstützung bei hormoneller Umstellung nach Kastration

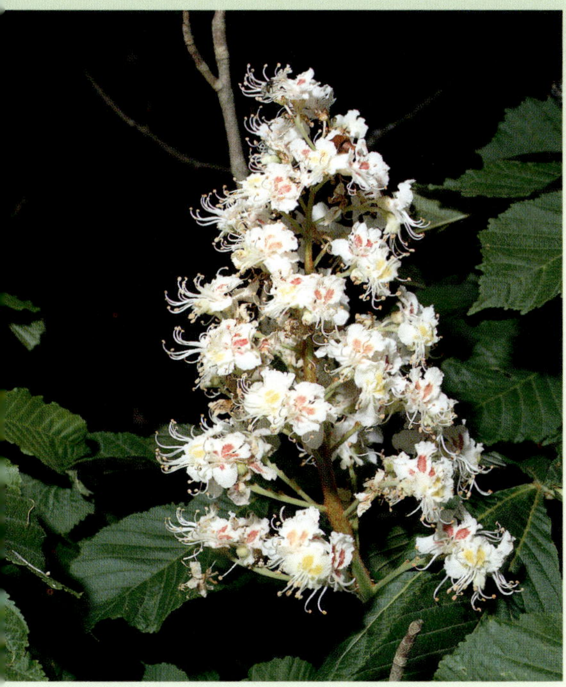

Chestnut-Bud – Knospe der Rosskastanie (Aesuculus hippocastanum) Foto: Dr. Aichele

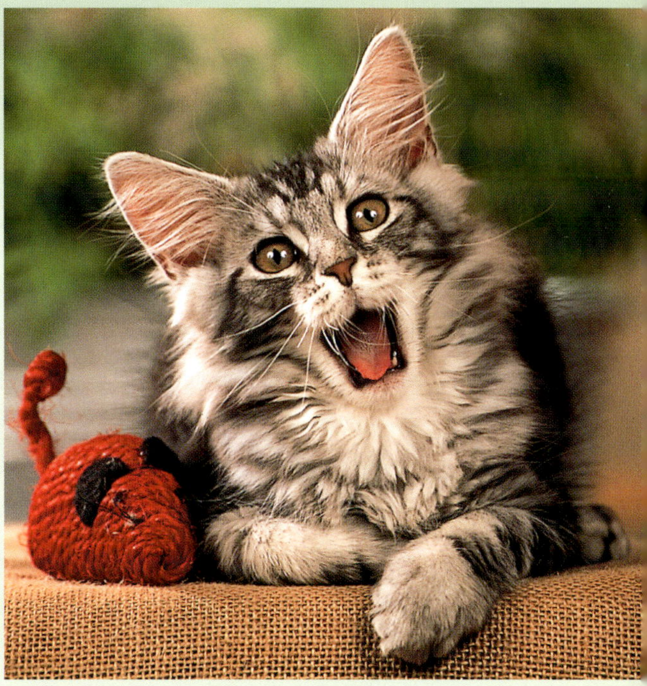

Tollpatschigkeit ist das stärkste Merkmal der Chestnut-Bud-Katze. Sie ist neugierig, aber unkonzentriert und fällt immer wieder auf die Nase. (Foto: U. Schanz)

Chestnut Bud – Knospe der Rosskastanie – Farbe Türkis

Die Chestnut-Bud-Katze macht immer wieder die gleichen Fehler. Sie wirkt einfach ein bisschen dumm. Das ist sie jedoch keineswegs – im Gegenteil, sie ist an allem interessiert und sehr neugierig. Sie kann sich aber einfach nicht auf eine Sache konzentrieren. Das fällt auch beim Spielen auf. Beginnt sie mit spielen, hört jedoch irgendein Geräusch, unterbricht sie sofort ihr Spiel und saust davon auf der Suche nach der Quelle des Geräusches. Oder wenn sie es gerade genießt, gestreichelt zu werden, und eine Fliege schwirrt vorbei, ist diese sofort interessanter und die Katze jagt hinterher. Genauso leicht kann es passieren, dass sie einfach vergisst, ihre Katzentoilette zu benutzen. Es ist aber keine Protestaktion, sondern sie hat schlicht und einfach dadurch, dass ihr Interesse bereits etwas anderem gilt, vergessen, dass sie ihre Toilette benutzen sollte.

Genauso wie die Chestnut-Bud-Katze immer wieder die gleichen Fehler begeht und scheinbar, selbst durch Zurechtweisung, nicht lernt, so leidet sie häufig unter Krankheiten, die immer und immer wieder auftreten. Auch für immer dieselben Verletzungen ist sie geradezu prädestiniert. Hier kann Chestnut Bud zum wahren Segen werden.

Beobachten Sie Ihre Katze genau, um sie bereits im Ansatz einer wiederholten Untugend abzulenken und in die richtige Bahn zu bringen. Mit ein wenig Geduld klappt es auch.

CHESTNUT BUD

Symptome

- Ablenkbarkeit
- allergischer Schnupfen (Begleittherapie)
- Angst vor Veränderungen
- antriebslos
- Asthma (Begleittherapie)
- bei Zahnwechsel
- chronische Krankheiten, neigt zu Rückfällen (Begleittherapie)
- Deckakt, stellt sich ungeschickt an
- Durchfall (Begleittherapie)
- Durchfall im Wechsel mit Verstopfung (Begleittherapie)
- eingefahrene Verhaltensmuster
- Entwicklungsstörungen (Begleittherapie)
- Epilepsie (Begleittherapie)
- Erbrechen (Begleittherapie)
- erleidet stets die gleichen Unfälle
- fehlende Ausdauer
- Hautpilze (Begleittherapie)
- Infektionskrankheiten (Begleittherapie)
- kann Erfahrungen nicht verarbeiten und umsetzen
- kann nicht allein sein
- Konzentrationsschwäche
- Krämpfe, periodisch auftretend (Begleittherapie)
- Kreislaufstörungen (Begleittherapie)
- langsame Auffassungsgabe
- leicht ablenkbar
- Lernschwierigkeiten, Lernblockaden
- macht immer dieselben Fehler
- Magen-Darm-Erkrankungen (Begleittherapie)
- Magenschleimhautentzündung (Begleittherapie)
- mangelnde Aufmerksamkeit
- Muskeldegeneration, -schwund (Begleittherapie)
- Muskelzucken
- neigt immer zu derselben Verletzung
- Periodizität der Erkrankungen (Begleittherapie)
- phlegmatisch
- Rezidivneigung
- Rheuma, schmerzhafte Anfälle (Begleittherapie)
- Rückfall in alte Gewohnheiten
- ruhelos
- schlechte Angewohnheiten
- Schmerzen – akute Anfälle (Begleittherapie)
- schnell überfordert
- Übelkeit, Erbrechen beim Autofahren
- ungeduldig
- Ungelehrigkeit
- Unsauberkeit
- unselbstständig
- Vergesslichkeit
- verzögerte Entwicklung
- vom Besitzer abhängig
- wenig Interesse
- wiederkehrende Erkrankungen, die allen Behandlungen trotzen, wie Epilepsie
- wirkt unbeholfen
- zu wenig Durchhaltevermögen

Chicory – Wegwarte – Fürsorgeblüte – Farbe Grün

Die Chicory-Katze will ständig im Mittelpunkt stehen. Zuwendung und Anerkennung fordert sie notfalls aufdringlich ein. Sie streicht schnurrend um die Beine des Besitzers, pfötelt und maunzt dabei leise. Nützt diese Aktion immer noch nichts, wird sie massiv. Das kann heftiges und lautes Miauen sein, an den Beinen des Besitzers kratzen oder sie beginnt sich so ausgiebig zu putzen, dass es schon zerstörerische Ausmaße annimmt. Ein ähnliches Verhaltensrepertoire läuft ab, wenn die Katze mit Artgenossen oder einem Hund zusammenlebt.

Wird bei Haltung mehrerer Katzen gerade eine andere gestreichelt, so setzt sich die Chicory-Katze in Szene. Sie springt umher, wirft Spielzeug mit allerlei Maunzgeräuschen durch das Zimmer, springt neben die Katze, die gerade gestreichelt wird, und faucht diese an – und so weiter, bis sie ihr Ziel erreicht hat: Aufmerksamkeit. Will eine andere Katze jedoch mit ihr spielen oder ihr ein Spielzeug wegnehmen, gibt es Ärger. Die Chicory-Katze ist besitzergreifend und teilt nicht, auch nicht ihre Spielsachen oder bevorzugte Liegeplätze.Sie faucht Artgenossen an und vertreibt sie, wenn es sein muss, auch mit Prügel.

Eine Chicory-Katze kann auch nicht alleine sein. Ihre Protestaktionen dagegen sind durchaus heftig. Lautes Miauen oder Schreien ist bei ihr fast an der Tagesordnung. Sie kann aber auch sehr zerstörerisch reagieren, indem sie Türen, Fensterrahmen, Tapeten, Möbelstücke zerkratzt. Eine Couch kann anschließend richtige Schlitze aufweisen. Protestpinkeln quer durch die Wohnung ist ebenfalls möglich.

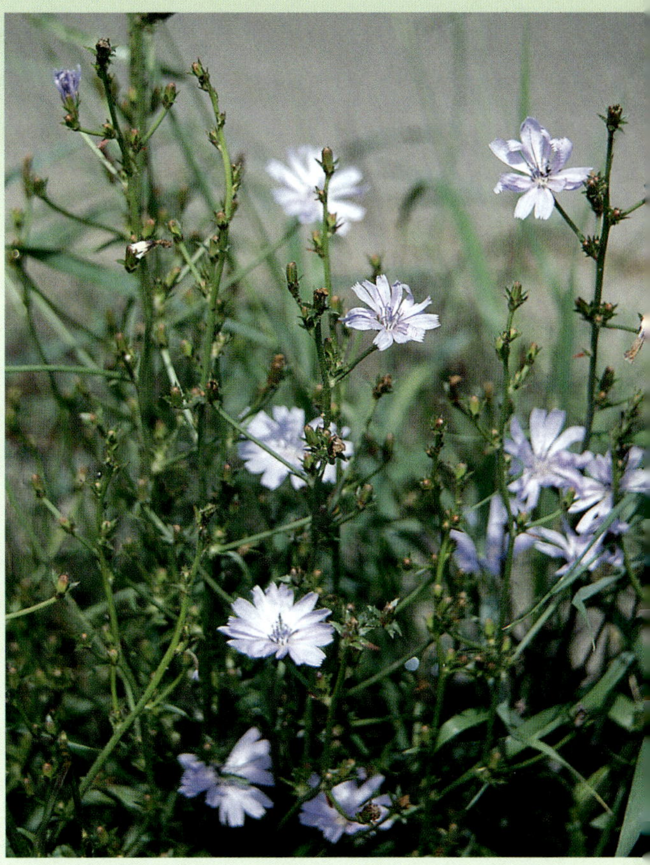

Chicory – Wegwarte (Cichorium intybus)
Foto: IPO

Bei Krankheit neigt die Chicory-Katze dazu, ihre Beschwerden zu übertreiben. Sie ist sehr wehleidig und spielt nicht selten Theater. Hatte sie zum Beispiel eine Verletzung an einer Pfote, die deshalb bandagiert war und jetzt wieder ausgeheilt ist, läuft die Katze völlig normal, wenn sie sich unbeobachtet fühlt. Sobald sie jedoch merkt, dass sie beobachtet wird, beginnt sie sofort zu hinken. Dass sie simuliert, wird ihrem Besitzer in der Regel erst dann klar, wenn seine Katze immer wieder versehentlich mit einer anderen Pfote humpelt.

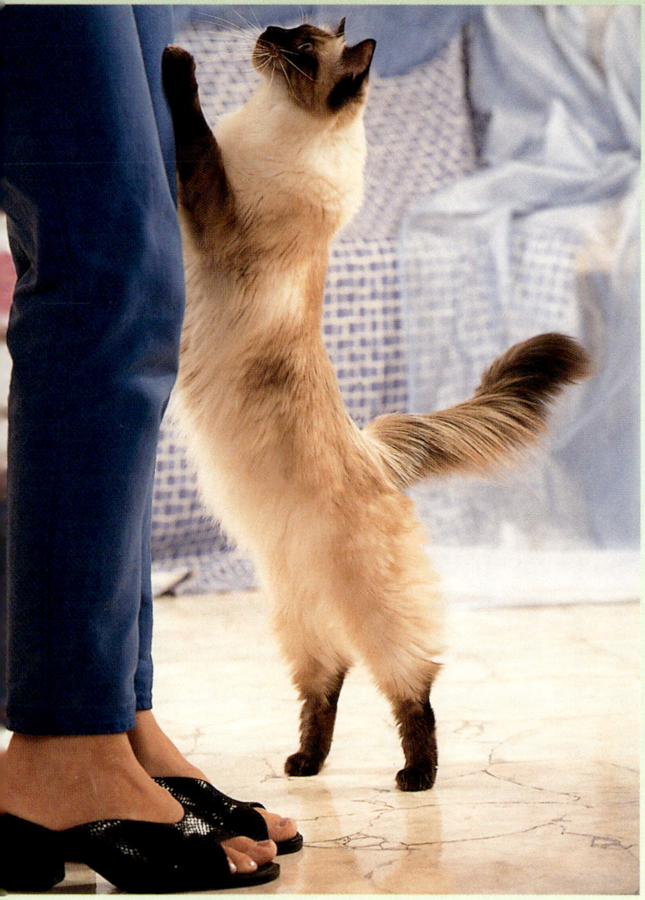

Wenn eine Katze weiß, sich in Szene zu setzen, dann die Chicory. (Foto: U. Schanz)

Eine Chicory-Kätzin, die gerade Junge hat, pflegt eine sehr enge Bindung zu ihren Kitten. Sie bewacht, pflegt und putzt sie wirklich rund um die Uhr. Fremde Personen lässt sie nicht an ihre Jungen heran. Sie faucht und wehrt die Annäherung notfalls auch mit Krallen und Zähnen ab. Es kann sogar sein, dass sie ihren eigenen Besitzer nicht an ihre Babys heranlässt.

Mit Chicory bekommt man wieder ein warmherziges, liebevoll sorgendes und ausgeglichenes Tier.

CERATO

Symptome

- abhängig vom Besitzer
- Abwehrschwäche
- alles muss nach ihrem Kopf gehen
- anhänglich
- anschmiegsam
- Atemwegserkrankungen (Begleittherapie)
- aufdringlich, lästig, um Beachtung zu finden
- Bauchspeicheldrüsenerkrankungen (Begleittherapie)
- beknabbert Pfoten, kratzt und putzt sich ständig (Ersatzhandlung)
- beleidigt, wenn sie nicht beachtet wird
- bemuttert übertrieben und eifersüchtig
- besitzergreifend
- braucht ständig Zuwendung
- Bronchitis (Begleittherapie)
- chronische Lungenerkrankungen (Begleittherapie)
- chronische Magen-Darm-Beschwerden (Begleittherapie)
- chronische Nierenentzündung (Begleittherapie)
- degenerative Gelenkerkrankungen (Begleittherapie)
- dominiert Artgenossen
- Durchfall (Begleittherapie)
- Eifersucht
- Entwicklungsstörungen
- forderndes Verhalten, zum Beispiel ständiges Umkreisen der Beine, um beachtet zu werden
- fordert uneingeschränkte Beachtung
- fordert Zuwendung
- Fresssucht (Ersatzhandlung)
- fühlt sich schnell übergangen
- Gelenkerkrankungen (Begleittherapie)

CERATO

- Haarballengastritis (Begleittherapie)
- Hautpilze (Begleittherapie)
- Hysterie, ist hysterisch
- ist zerstörerisch, um Beachtung zu erlangen
- kann nicht alleine sein
- kein Einfühlungsvermögen
- kratzt an Möbeln, Türen und anderem
- launenhaft
- Leckekzem durch übertriebenes Putzen
- Magenerkrankungen (Begleittherapie)
- maunzt und schreit oft und laut
- miaut viel
- misstrauisch
- nachtragend
- Neigung zu Asthma (Begleittherapie)
- nervöse Erregung
- Protestaktionen wie Dazwischendrängen, Schreien und Zerstörungswut
- Protestpinkeln
- Scheinträchtigkeit, sammelt Spielzeug als Jungenersatz
- starke Bindung an Besitzer
- steht gern im Mittelpunkt
- steife Bewegungen, steife Gelenke
- Stoffwechselerkrankungen (Begleittherapie)
- sucht Körperkontakt
- täuscht Krankheiten vor
- teilt nicht mit anderen
- übertriebene Fürsorge gegenüber Jungen
- Unsauberkeit
- unverträglich mit Artgenossen
- Verlustängste
- Verstopfung (Begleittherapie)
- verteidigt sich nicht
- wehleidig bei Krankheit
- will immer spielen
- will ständig gestreichelt werden
- Zerstörungswut
- zur Entgiftung, Entschlackung (Begleittherapie)

Clematis – weiße Waldrebe – Realitätsblüte – Farbe Gelb

Die Clematis-Katze wirkt abwesend. Spricht man sie an oder fasst man sie an, so scheint sie aus einer anderen Welt zurückzukommen. Sie wendet ihr Köpfchen und ihre Aufmerksamkeit nur langsam ihrem Gegenüber zu. Wenn sie einen ansieht, hat man das Gefühl, als würde sie durch einen hindurchschauen. Sie nimmt ihren Besitzer kaum wahr.

Die Clematis-Katze schläft sehr viel und ist ein richtiger Träumer. Aufmerksamkeit benötigt sie wenig, im Grunde ist es ein unkompliziertes Tier. Man hat bei ihr das Gefühl, als sei sie an allem, was um sie herum geschieht, nicht interessiert. Selbst wenn sie durch die Wohnung läuft, sind ihre Bewegungen meist langsam und träge. Mitten unter dem Laufen setzt sie sich plötzlich und starrt einfach wieder ins Leere. Sie jetzt anzusprechen hat wenig Sinn, sie reagiert darauf nicht.

Glauben Sie aber nicht, die Clematis-Katze sei nur träge und apathisch. Sie kann auch ganz anders sein: Wenn beispielsweise eine Fliege ihr Interesse weckt, so ist sie schnell und wendig bei der Jagd. Jetzt interessiert sie wirklich nichts anderes als die Fliege.

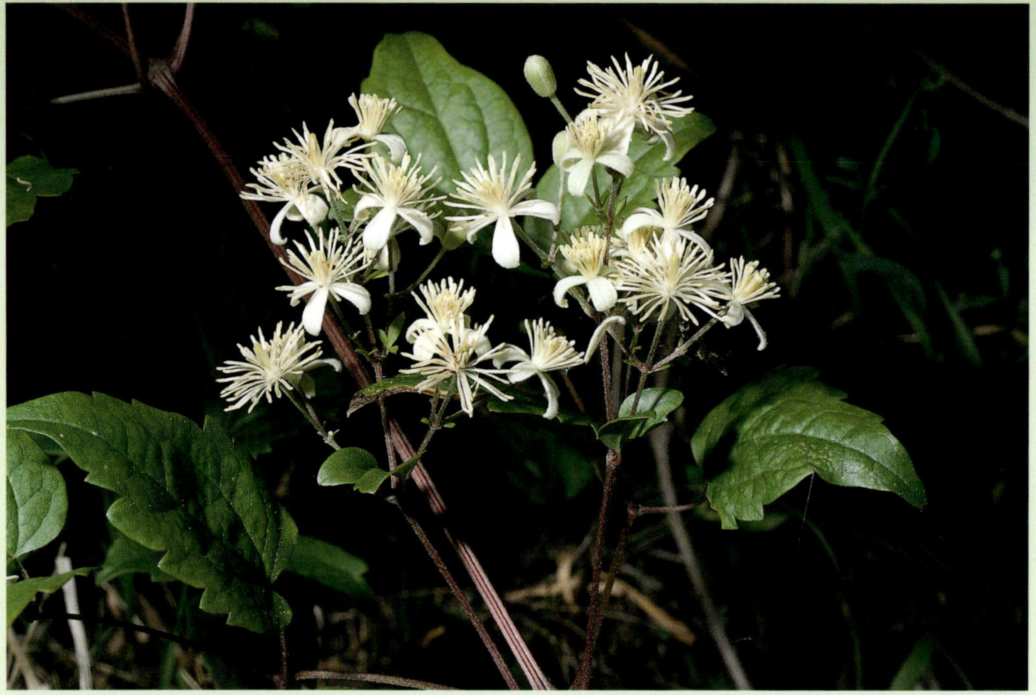

Clematis – Weiße Waldrebe (Clematis vitalba)
Foto: Dr. Aichele

Vor lauter träumen vergisst die Clematis-Katze sogar zu fressen. Und falls ihr Besitzer einmal nicht daran denkt, ihr Futter hinzustellen, wird sie es nicht einfordern. Sie ist ohnehin ein sehr schlechter Fresser.

Diese Katze spielt sehr selten und lässt sich auch schwer dazu animieren. Lebt sie mit anderen Katzen zusammen, so sucht sie auf keinen Fall Kontakt zu ihren Artgenossen. Lieber weicht sie ihnen aus, zieht sich zurück. Bei Krankheiten fällt sie sehr schnell in Apathie.

Die Clematis-Katze ist nicht völlig teilnahmslos, es ist nur schwierig, ihr Interesse zu wecken Es kann sein, dass die Haltungsbedingungen sie krank machen. Lebt die Katze in einer extrem reizarmen oder reizüberfluteten Umgebung, kann sie dadurch in eine Art Lethargie versinken. Genauso kann der Zustand aus mehrfachem Besitzerwechsel resultieren, noch dazu, wenn die Katze vorher misshandelt wurde.

Je stärker der Clematis-Zustand wird, desto geringer wird die Konzentrationsfähigkeit der Katze. Das Ganze kann zu körperlichen Verspannungen und Verkrampfungen führen. Zwar hat jedes Lebewesen das Recht, sich hin und wieder zurückzuziehen und sich Ruhe zu gönnen, nur darf dieser Zustand nicht tagelang anhalten. Muntern Sie Ihre Katze immer wieder auf und animieren Sie Ihren Liebling immer wieder zum gemeinsamen Spiel. Manchmal muss man etwas länger suchen, bis das Spielzeug gefunden ist, dass für sie interessant ist.

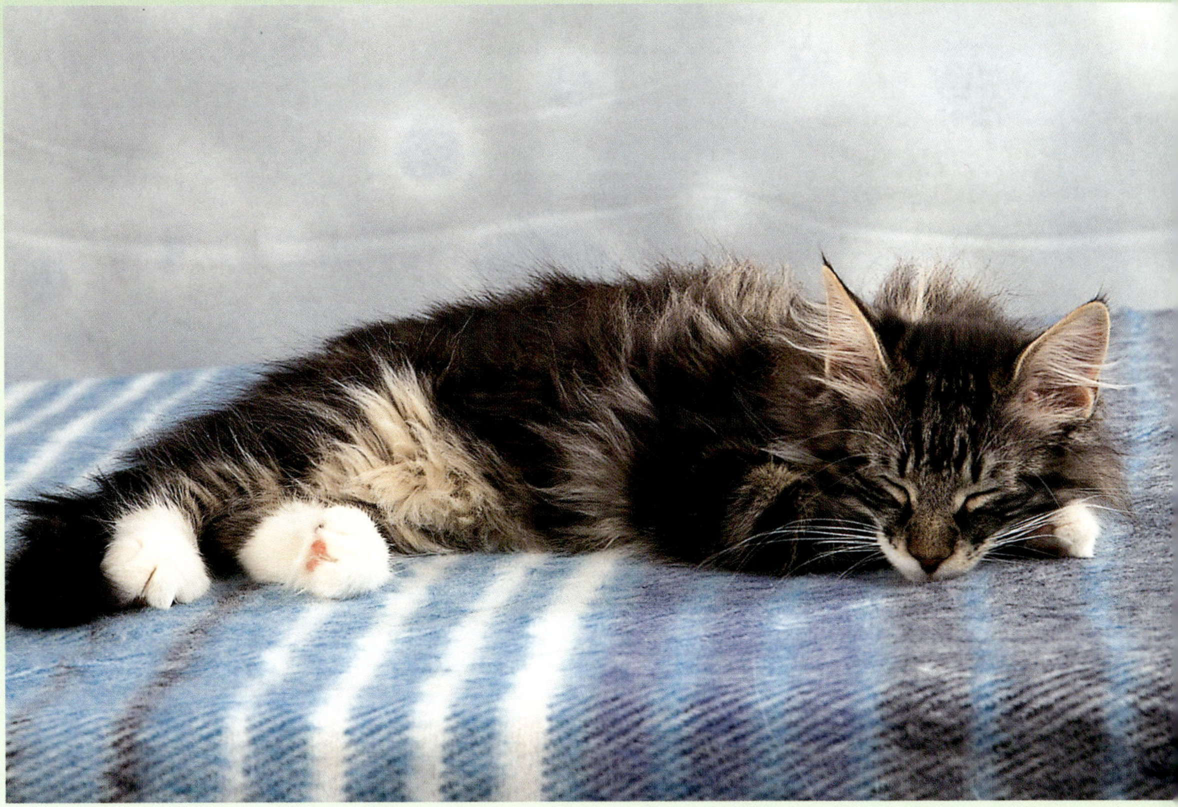

Eine Clematis-Katze weicht in Schlafen und Träumen aus, wenn ihr etwas zusetzt. (Foto: U. Schanz)

Symptome

- Abwehrschwäche
- anfällig für Infektionskrankheiten
- anfällig für Parasiten
- Antriebsschwäche
- Apathie (Begleittherapie)
- bakterielle Erkrankungen (Begleittherapie)
- bei Bewusstlosigkeit (Begleittherapie)
- bei nicht artgerechter Haltung (Haltungsbedingungen unbedingt ändern!)
- Bewegungsunlust
- Blasenbeschwerden (Begleittherapie)
- Desinteresse
- empfindlich gegen Lärm und grelles Licht
- Entgiftung, Entschlackung (Begleittherapie)
- Epilepsie (Begleittherapie)
- frisst wenig
- geistesabwesend
- geräuschempfindlich
- Gleichgültigkeit
- herabgesetzte Motivationsfähigkeit
- Interesse an der Gegenwart fehlt
- Interesselosigkeit
- kalte Pfoten, kalte Ohren
- Katzenseuche (Begleittherapie)
- kein Interesse an der Umwelt

CLEMATIS

- Konzentrationsschwäche
- Krankheiten heilen schlecht aus
- krankheitsanfällig
- kümmert sich nicht mehr um sich selbst (Körperpflege)
- leerer Blick
- Muskeldegeneration, -schwund (Begleittherapie)
- Ohrerkrankungen (Begleittherapie)
- passiv, verträumt
- phlegmatisch
- Rekonvaleszenz
- Schilddrüsenunterfunktion (Begleittherapie)
- schläft viel
- schlechtes Wahrnehmungsvermögen aus Interesselosigkeit
- schreckhaft
- schwacher Selbsterhaltungstrieb
- Senilität
- Sensibilität, ist sensibel
- Teilnahmslosigkeit
- träge
- träumt mit offenen Augen vor sich hin, nicht ansprechbar
- Traurigkeit
- übermäßiges Schlafbedürfnis
- unaufmerksam, abwesend
- ungeschickt
- Verstopfung (Begleittherapie)
- verzögerte Körpervorgänge
- vitalitätsarm
- vorzeitiges Altern
- zeigt weder Angst noch Aggression
- zur Aktivierung bei Krankheit
- zurückhaltend

Crab Apple – Holzapfel – innere Ordnungsblüte – Farbe Violett

Die Crab-Apple-Katze liebt Regelmäßigkeit, Ordnung und Sauberkeit. Sie ist ein Gewohnheitstier Schon ein anderes Körbchen oder ein neuer Kratzbaum bedeutet für die Katze einen Einbruch in ihre gewohnte Ordnung. Bekam die Katze zum Beispiel bisher zwei Mahlzeiten, der Besitzer stellt jedoch auf eine Fütterung um, so wirft diese Kleinigkeit die Katze völlig aus der Bahn. Selbst eine Änderung der Fütterungszeiten kann bereits den gleichen Effekt haben. Die Katze miaut laut und schleicht ständig um den Futterplatz oder bedrängt ihren Besitzer.

Genauso wie diese Katze Regelmäßigkeit und Ordnung in ihrem Umfeld benötigt, so will sie auch Sauberkeit um sich haben. Ihr Reinlichkeitsbedürfnis ist auffällig. Sie nimmt sich sehr viel Zeit zur Fellpflege. Die Crab-Apple-Katze kratzt und putzt sich übertrieben oft und ausgiebig. Läuft sie versehentlich durch feuchte Stellen (beispielsweise von Putzwasser), kann man beobachten, wie sie ständig ihre Pfote hebt und schüttelt. Sie tritt mit dem feuchten Füßchen nicht einmal mehr auf den Boden. Schnell sucht sie sich einen trockenen Platz, um sich sofort wieder zu säubern.

Zweimal von dem gleichen Wasser in ihrem Napf zu trinken lehnt sie ab. Am liebsten holt sie sich das Wasser direkt von einem tropfenden oder fließenden Wasserhahn. Futter, das bereits längere Zeit im Napf steht, rührt sie nicht mehr an (Feuchtfutter sollte sowieso nicht stehen bleiben!). Sie beschwert sich lautstark, steigt über ihren Napf (aber vorsichtig, um ja nicht hinein-

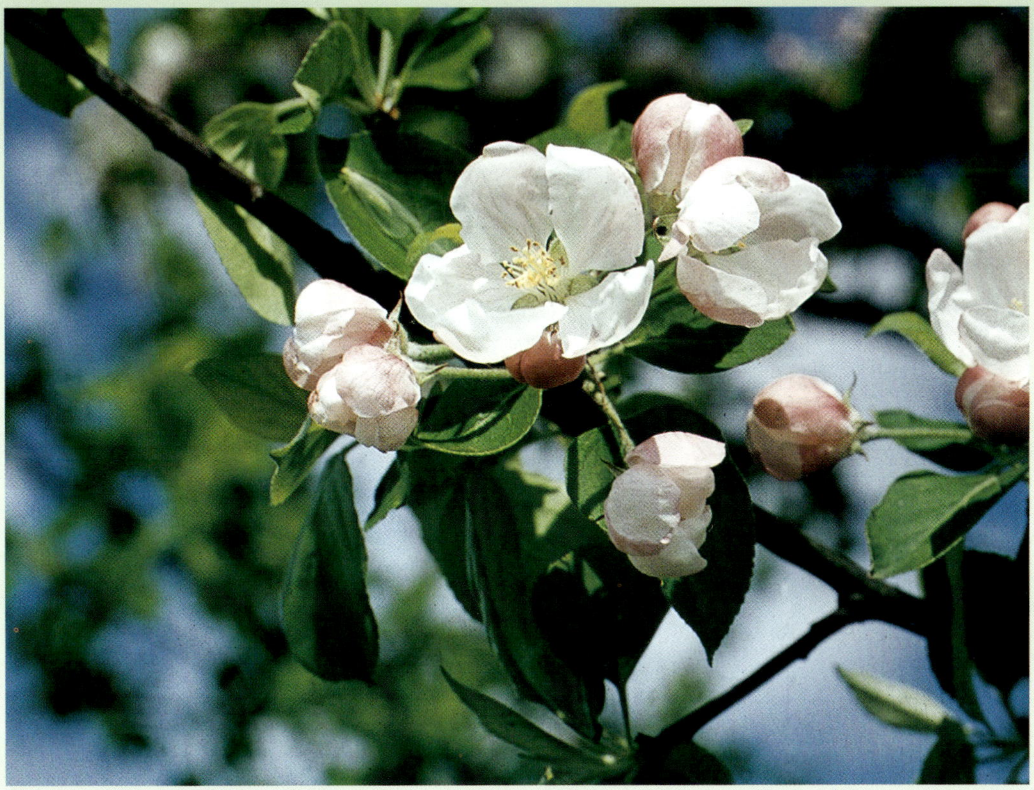

Crab-Apple – Holzapfel (Malus pumila)
Foto: Andreas Bock, Institut für Bachblütentherapie

zutappen) und schleicht um ihn herum, bis sie frisches Futter bekommt.

Draußen versucht sie, Dreck und Schlamm möglichst zu umgehen, damit die Pfoten nicht schmutzig werden. Ihre Toilette benutzt die Crab-Apple-Katze im Allgemeinen nur einmal. Wird dann nicht sofort sauber gemacht, setzt sie Kot und Urin ziemlich dicht neben der Katzentoilette ab. Wer glaubt, seiner Katze mit einer neuen Toilette eine Freude zu machen, täuscht sich. Lieber benutzt sie die Kiste überhaupt nicht mehr. Hüten Sie sich auch davor, die Katzentoilette umzustellen, die Katze nimmt einen neuen Ort selten an. Neue Möbel in der Wohnung empfindet diese Katze ebenfalls als Störung ihrer Ordnung. Sie kann sich nicht anpassen.

Gerät die Crab-Apple-Katze durch die vorher beschriebenen Umstände immer mehr aus dem Gleichgewicht, zeigt sie extrem übersteigertes Putz- und Reinlichkeitsverhalten. Es wirkt ruhelos, wie angetrieben. Sie putzt, leckt und kratzt sich beinahe ununterbrochen, bis ihr Fell kahle Stellen aufweist. Hautentzündung und Hauterkrankungen sind oft die Folge. Auch scheint die Crab-Apple-Katze Parasiten magisch anzuziehen.

Von ihren Artgenossen lässt sie sich unterdrücken. Trotzdem baut sie Aggressionen auf, die sich jedoch nur gegen sie selbst richten und in

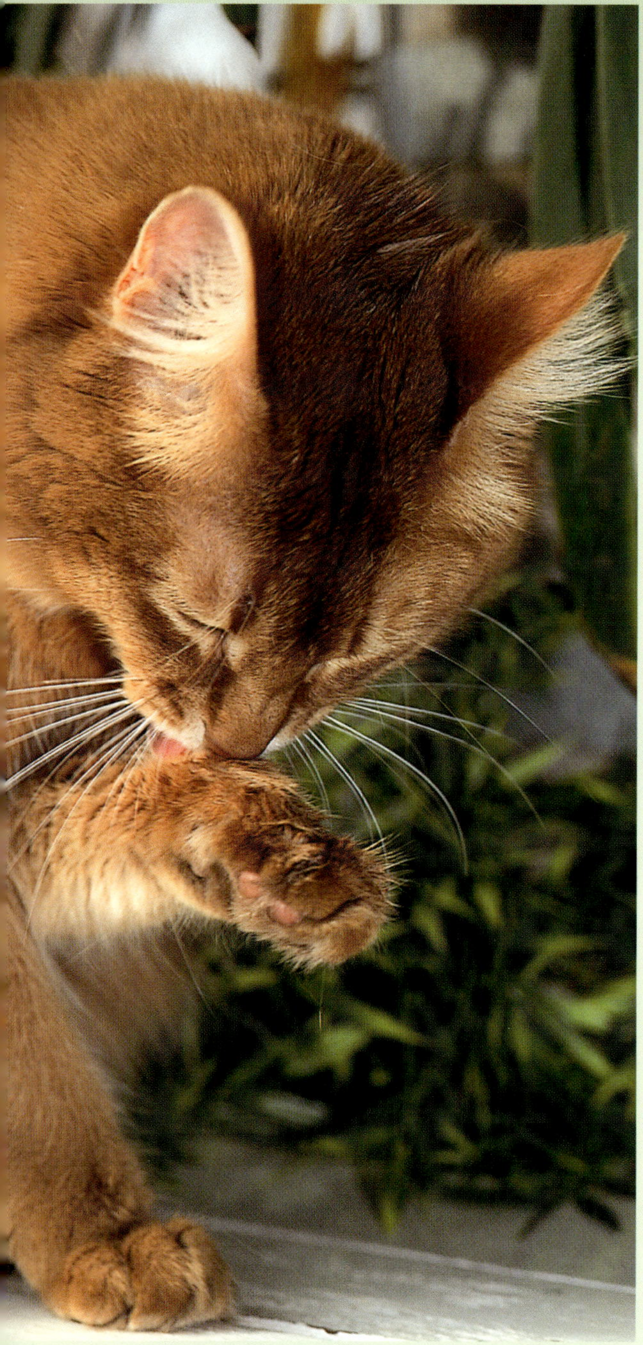

Pingelig sauber und pedantisch ordnungsliebend hat es die Crab-Apple-Katze oft nicht leicht. (Foto: U. Schanz)

Symptome

- Abszess (Begleittherapie)
- Abwehrschwäche
- Allergien (Begleittherapie)
- allergischer Schnupfen, wiederkehrend (Begleittherapie)
- allgemeine Krankheitsanfälligkeit
- anfällig für Parasiten und Krankheiten
- Appetitlosigkeit
- Atemwegserkrankungen (Begleittherapie)
- Ausfluss
- Ausleiten von Giftstoffen (Begleittherapie)
- Ausleitung nach Antibiotika-, Hormon-, Cortison- und Beruhigungsmitteltherapie
- bei putzsüchtigen Katzen
- bei ständigem Wurmbefall (Begleittherapie)
- Bindehautentzündung (Begleittherapie)
- Blasenentzündung (Begleittherapie)
- chronische Entzündungen (Begleittherapie)
- chronische Krankheiten, neigt zu Rückfällen (Begleittherapie)
- chronischer Husten (Begleittherapie)
- Durchfall (Begleittherapie)
- Ekel vor bestimmten Dingen
- Ekzem (Begleittherapie)

ihrem selbstzerstörerischen Putzverhalten ihren Ausdruck finden.

Crab Apple wird auch eingesetzt, um Giftstoffe, Schlacken oder Krankheitserreger auszuscheiden. Nach Krankheiten oder allopathischer Behandlung ist Crab Apple geeignet, Restgifte auszuschwemmen und den Körper physisch wie psychisch zu reinigen.

Nach Vergiftungen immer geben!

- Entschlackung
- Erbrechen (Begleittherapie)
- Fellprobleme (Begleittherapie)
- Gallenstörung (Begleittherapie)
- geruchsempfindlich
- Haarausfall (Ursache abklären! Begleittherapie)
- Haarballengastritis (Begleittherapie)
- Hauterkrankungen (Begleittherapie)
- Hautgeschwüre (Begleittherapie)
- Hautirritationen (Begleittherapie)
- Hautpilze (Begleittherapie)
- heikler Fresser
- Herbstgrasmilbenbefall (Begleittherapie)
- ist wählerisch bei Futter oder Liegeplatz
- Juckreiz (Begleittherapie)
- Katzenmutter will Junge nicht säugen
- Katzenschnupfenkomplex (Begleittherapie)
- Katzenseuche (Begleittherapie)
- Krämpfe in den Extremitäten (Begleittherapie)
- krankheitsanfällig
- kratzt sich ständig
- lässt sich von Artgenossen unterdrücken
- Lebererkrankungen (Begleittherapie)
- Leck- und Putzsucht
- Leckekzem durch übertriebenes Putzen
- meidet altes oder bereits benutztes Wasser im Napf sowie abgestandenes Futter
- meidet Dreck
- Milbenbefall (Begleittherapie)
- nach Vergiftungen aller Art – zum Ausleiten (Begleittherapie)
- Ohrmilben (Begleittherapie)
- Psoriasis (Begleittherapie)
- Rachenentzündung (Begleittherapie)
- Räude (Begleittherapie)
- schwaches Immunsystem
- Stoffwechselstörungen (Begleittherapie)
- stumpfes, glanzloses Fell
- übertriebenes Reinigungsbedürfnis
- Vergiftungen – bis zum Eintreffen des Tierarztes!
- Verstopfung (Begleittherapie)
- Warzen (Begleittherapie)
- wiederkehrende Infektionskrankheiten (Begleittherapie)
- Zahnfleischentzündungen (Begleittherapie)
- Zahnstein, Zahnfäule
- zur Blutreinigung
- zur Stoffwechselumstimmung

Elm – Ulme – Energieblüte – Farbe Orange

Eine Elm-Katze ist eigentlich körperlich sehr robust und selbstbewusst, strahlt Kraft und innere Stärke aus, besitzt aber ein empfindsames Wesen und ist dadurch sehr stressanfällig. Der Stress kann beispielsweise im häuslichen Bereich durch zu viele Artgenossen entstehen, die mit ihr zusammenleben und ihre Möglichkeiten einschränken, sich zurückzuziehen.

Bekommt eine Elm-Katze nicht die für sie notwendigen Ruhephasen, die sie dringend benötigt, um im Gleichgewicht zu bleiben, wird sie matt und wirkt niedergeschlagen. Ihre Augen glänzen nicht mehr wie sonst, ihre Körperhaltung ist eher geduckt und ihr Schwanz hängt relativ schlaff nach unten. Sie spielt nicht mehr oder nur ganz

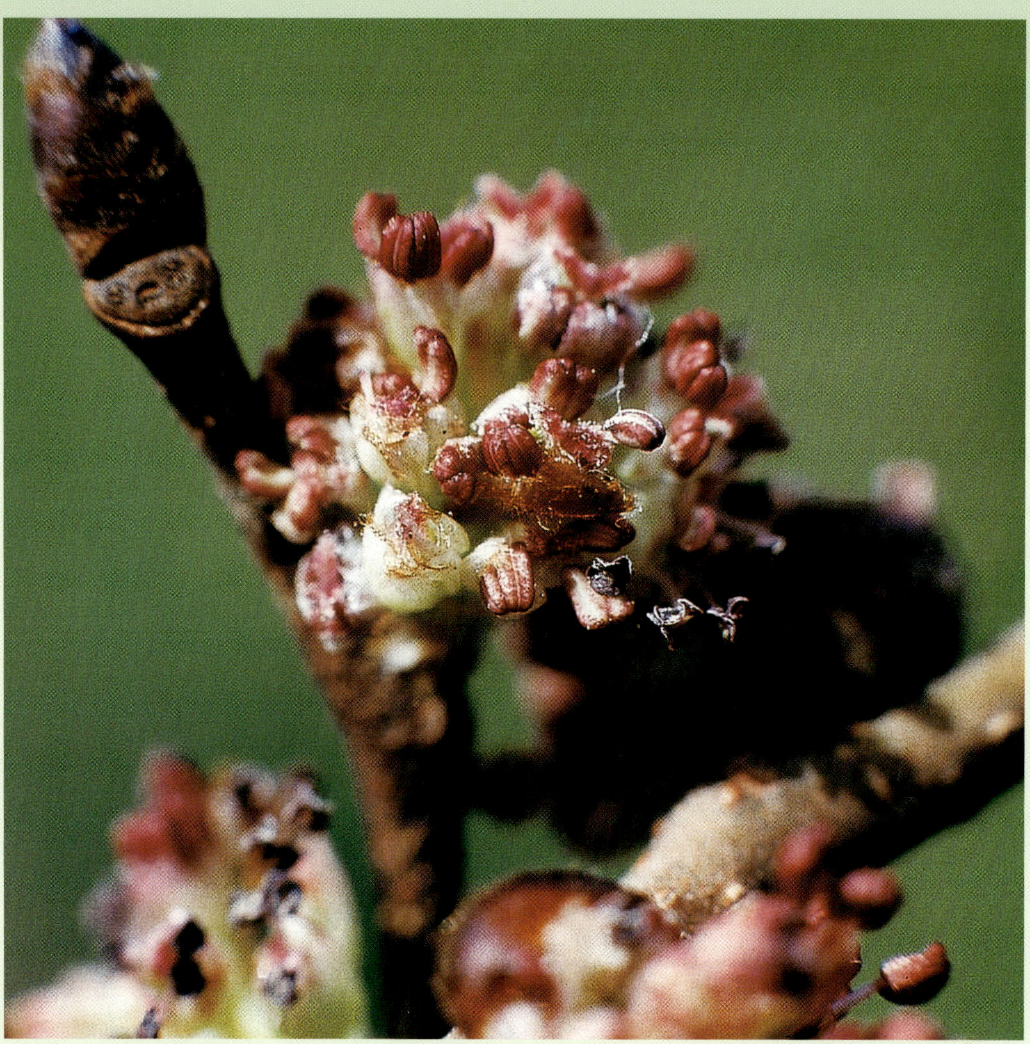

Elm – Ulme (Ulmus procera)
Foto: Andreas Bock, Institut für Bachblütentherapie

kurz, hört aber gleich wieder auf zu spielen. Sie ist lustlos bei der Sache. Auch nach Katzenausstellungen kann durch die Reizüberflutung dieser Zustand eintreten. Gönnen Sie Ihrer Katze jetzt die nötige Ruhe und sorgen Sie für ein stilles Plätzchen, an dem sie ungestört verweilen kann.

Reizüberflutung ist auch die Ursache, warum Katzen, die aus einer isolierten oder Massenhaltung kommen, sich jedoch recht robust zeigen, oft nach einiger Zeit in eine tiefe psychische Erschöpfung fallen. Hier ist sehr gut Elm einzusetzen, um sie wieder aufzubauen. Ansonsten besitzt die Elm-Katze ein gut ausgeprägtes Selbstvertrauen und kommt auch mit Artgenossen gut aus. Sie strahlt Überlegenheit aus und bleibt ruhig und gelassen.

Symptome

- Abwehrschwäche durch Überforderung
- akute Krankheiten (Begleittherapie)
- altruistisch
- Apathie durch Stress
- Arthritis, Arthrose (Begleittherapie)
- Asthma, ausgelöst durch Stress (Begleittherapie)
- Bauchspeicheldrüsenerkrankungen (Begleittherapie)
- bei allen Stresssituationen
- bei Reizüberflutung (neue Umgebung nach isolierter Haltung)
- Besitzerwechsel, aktiverer Lebensrhythmus folgt
- Dauerstressbelastung (Haltungsbedingungen prüfen und ändern!)
- Dickdarmbeschwerden durch Stress (Begleittherapie)
- Energielosigkeit

Das kräftige Äußere täuscht, die Elm-Katze hat eine „dünnere Haut", als es scheint. (Foto: B. Schellhammer)

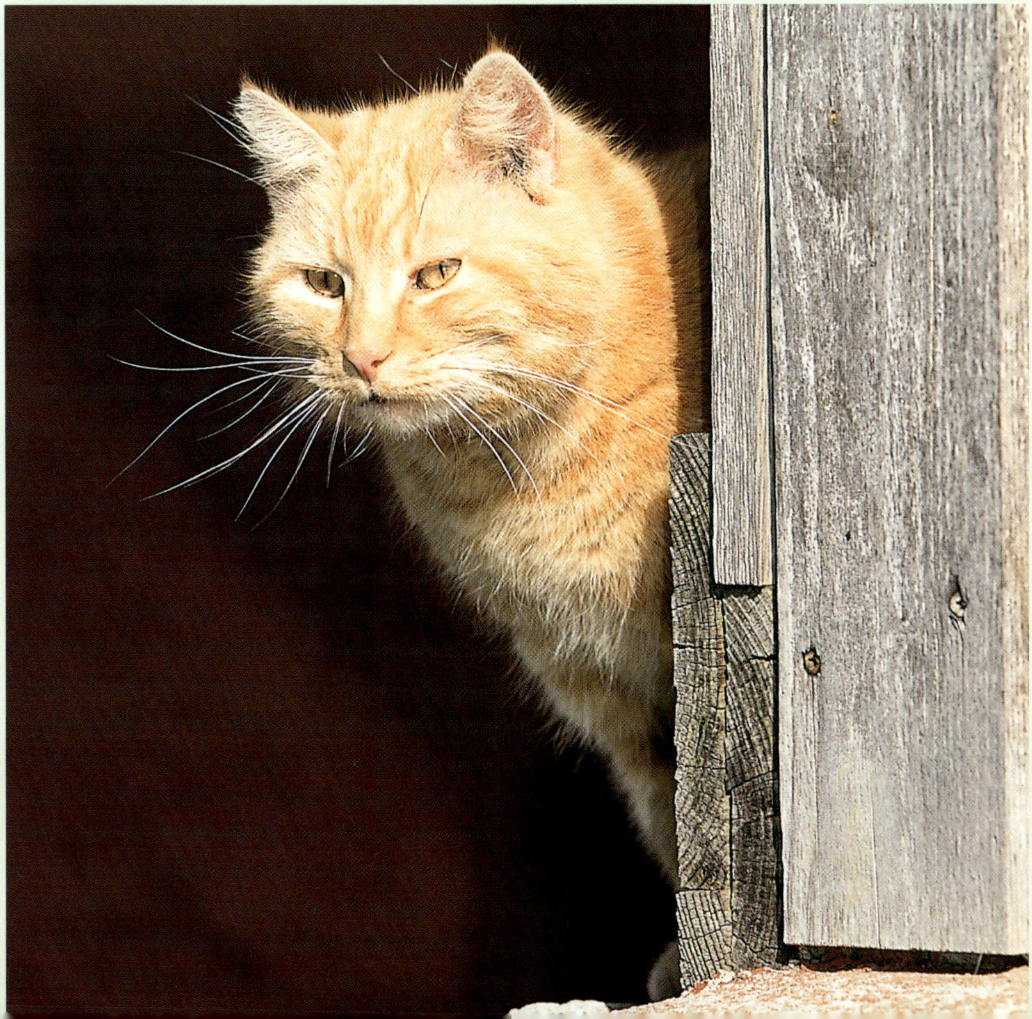

ELM

- Epilepsie (Begleittherapie)
- fehlende Gelassenheit
- fehlende Selbstbeherrschung durch Stress
- Geburt stagniert (Begleittherapie)
- Gelenkschwäche (Begleittherapie)
- geschwächt durch Stress
- Haarausfall durch Stress
- Herzrhythmusstörungen (Begleittherapie)
- Infektionskrankheiten, anfällig durch Stress (Begleittherapie)
- ist lustlos
- Konzentrationsschwäche
- kraftlos
- Krämpfe (Begleittherapie)
- Kreislaufstörungen (Begleittherapie)
- launisch, vorübergehendes Stimmungstief
- lindert Schmerzen (Begleittherapie)
- Magen-Darm-Erkrankungen (Begleittherapie)
- Magenschleimhautentzündung (Begleittherapie)
- Mattigkeit, Müdigkeit
- mangelnde Kondition
- nach Besitzerwechsel
- nach schwerer Geburt
- Nervosität durch Stress
- plötzlich nicht mehr leistungsfähig, schwach (abklären, ob organische Störung vorliegt)
- rasche Ermüdung
- Ruhelosigkeit
- stressanfällig
- verunsichert
- Vorbereitung auf Ausstellungen
- Wehenschwäche bei Geburt (Begleittherapie)
- Wirbelsäulenbeschwerden (Begleittherapie)

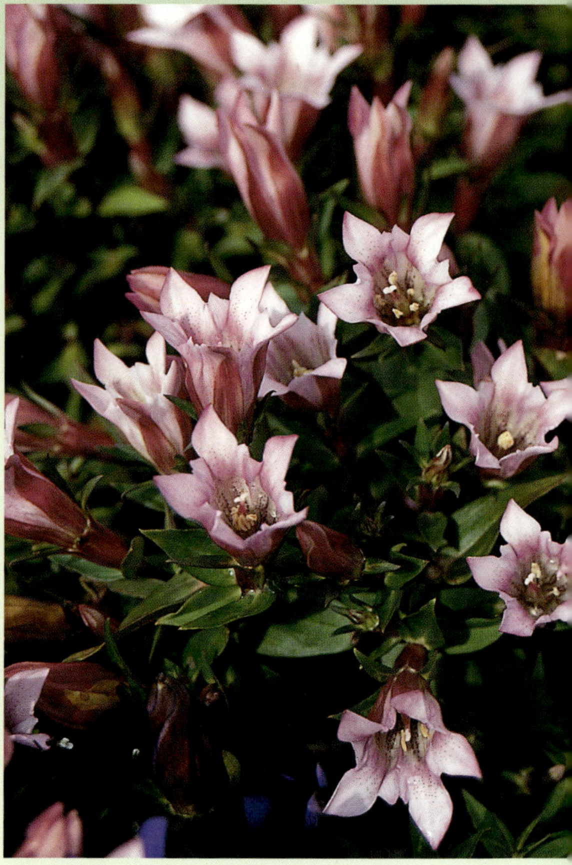

Gentian – Bitterer Enzian (Gentiana amarella)
Foto: IPO

Gentian – Bitterer Enzian – Vertrauensblüte – Farbe Rot

Die Gentian-Katze ist ein ängstliches Sensibelchen. Sie lässt sich sehr leicht entmutigen und ist übervorsichtig und misstrauisch gegenüber allem Neuen, dem sie begegnet, egal ob es sich um Menschen, Artgenossen, andere Tiere oder Gegenstände handelt. Bei einem neuen Spielzeug kommt die Katze sehr zögerlich heran, ihre Haltung ist geduckt, fast kriecht sie mit dem Bauch am Boden entlang, den Kopf streckt sie lang nach vorn und

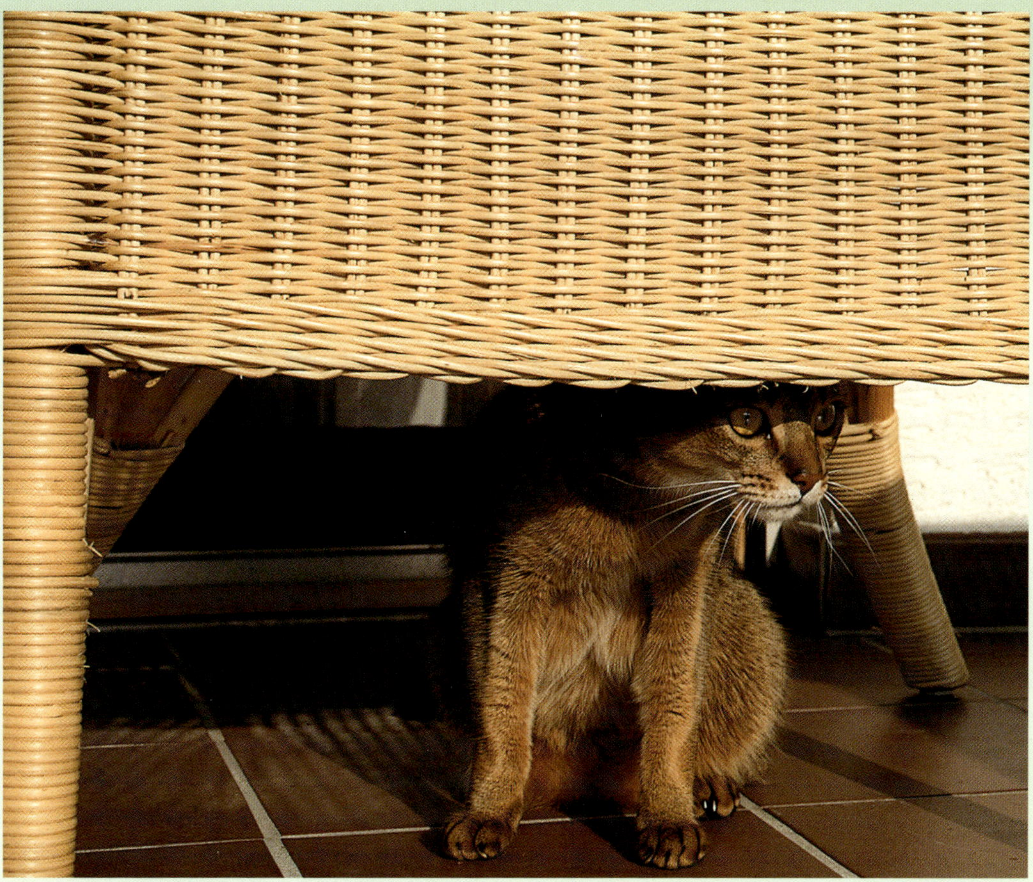

Vorsicht und Angst bestimmen das Leben der Gentian-Katze. (Foto: IPO)

versucht, das Ding zu beschnüffeln. Danach zieht sie sich sofort wieder zurück.

Selbst bei Berührung durch bekannte Menschen oder Fütterung aus der Hand ist sie übervorsichtig und immer zur Flucht bereit. Man muss schon sehr viel Glück und Geduld haben, um eine Gentian-Katze berühren zu können. Ein Tierarztbesuch ist für diese Katze immer ein negatives Erlebnis. Wird sie dort auch noch für eine Untersuchung festgehalten, schreit sie verzweifelt.

Einen Umzug, den Verlust ihrer Bezugsperson oder ihres tierischen Partners verkraftet die Gentian-Katze überhaupt nicht. Ihr Misstrauen wächst genauso wie ihre Ablehnung neuen Situationen gegenüber. Sie verfällt dadurch leicht in eine Apathie. Zu Artgenossen pflegt sie keinen Kontakt. Leben andere Katzen mit ihr im Haushalt, so verkriecht sich die Gentian-Katze, um sie aus einem sicheren Versteck heraus anfauchen zu können. Dabei sind ihre Ohren seitlich angelegt.

Massiv kann der Gentian-Zustand nach langer Krankheit auftreten, aber auch bei einer Tierheimkatze oder nach einem Besitzerwechsel. Die Katze verliert dann sehr schnell ihr Selbstvertrauen und ihre Unternehmungslust schwindet. Sie macht einen resignierten Eindruck. Man könnte glauben, die Katze warte regelrecht auf ihre nächste schlechte Erfahrung. Hier ist sehr viel Geduld und Einfühlungsvermögen nötig, um Vertrauen wiederherzustellen.

GENTIAN

Symptome
- Abwehrschwäche, bei ständigen Krankheitsrückfällen
- Anpassungsschwierigkeiten
- Apathie
- Asthma (Begleittherapie)
- Autoimmunerkrankungen (Begleittherapie)
- bei lang andauerndem und langsamem Heilungsprozess (Begleittherapie)
- bei Therapieversagen durch innere Blockade
- bei Umzug, Neubeginn
- bei Verlust der Bezugsperson oder eines Tierpartners
- bei Versagen anderer Therapieverfahren, um Blockade zu lösen
- beißt sich Fell aus, durch Kummer
- bringt Entscheidungen – Tod oder Leben – bei schweren Erkrankungen
- chronische Entzündungen (Begleittherapie)
- chronische Krankheiten (Begleittherapie)
- chronischer Husten (Begleittherapie)
- Einzelgänger aufgrund schlechter Erfahrungen
- fehlende Gelassenheit
- fehlende Zuversicht
- fördert Genesung
- fördert Wundheilung (Begleittherapie)
- gibt schnell auf – Blockade (Therapie unbedingt fortsetzen)
- ist nicht zu motivieren, ist hoffnungslos
- ist reserviert
- Kraft zur Genesung fehlt
- Labilität, ist labil
- lässt sich nicht streicheln
- läuft mit gesenktem Kopf
- Lebererkrankungen (Begleittherapie)
- Leukose (Begleittherapie)
- Magenschleimhautentzündung (Begleittherapie)
- mangelndes Selbstvertrauen
- mangelndes Vertrauen
- melancholisch
- misstrauisch, auch beim Tierarzt
- Mutlosigkeit, auch bei Krankheit
- nach Fehl- oder Totgeburt
- nachtragend
- Nervosität, ist nervös
- Prügelknabe unter Artgenossen
- Rekonvaleszenz
- Resignation
- Rückschläge im Heilungsprozess
- Ruhelosigkeit
- schwaches Selbstvertrauen
- skeptisch
- spielt nicht
- Tierheim – um Selbstvertrauen aufzubauen
- Unsicherheit
- verkraftet negative Erfahrungen schlecht
- Verletzungen (Begleittherapie)
- Verstopfung (Begleittherapie)
- zieht sich zurück
- zum Ausgleich extremer Gemütszustände
- zur Einleitung des Heilungsprozesses

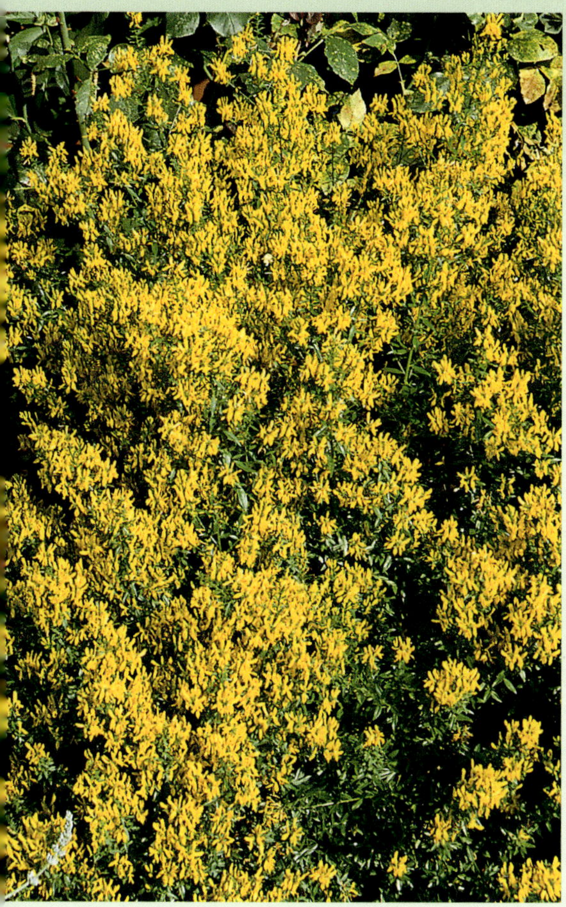

Gorse – Stechginster (Ulex europaeus)
Foto: IPO

Gorse – Stechginster – Zuversichtsblüte – Farbe Rot

Die Gorse-Katze ist völlig ausgelaugt, ohne Lebensmut und wirkt traurig. Gorse ist die stärkere Variante von Gentian. Im Tierheim findet man hin und wieder eine Gorse-Katze. Sie liegt apathisch da und starrt ins Leere, nimmt selbst Trubel um sie herum kaum wahr und interessiert sich ebenso wenig für Artgenossen. Diese Katze hat resigniert.

Es ist fast unmöglich, die Gorse-Katze aus der Reserve zu locken. Sie ist weder mit einem Leckerchen noch mit ihrem Lieblingsspielzeug zu motivieren. Ihre Kraft- und Antriebslosigkeit kann sogar bis zur Futterverweigerung gehen. Es scheint, als hätte die Katze keinen Lebenswillen mehr und warte nur noch auf den Tod. Sie vernachlässig ihre Fellpflege und putzt sich nicht mehr. Ihre Augen sind stumpf und ausdrucksarm, sie schnurrt nicht mehr und maunzt kaum noch. Sie wird auch unsauber, benutzt die Katzentoilette immer seltener. Vor anderen Katzen zieht sie sich zurück. Kommt ihr ein Artgenosse zu nahe, so faucht sie ganz leise oder sie verkriecht sich an eine geschützte und dunkle Stelle.

Oft haben solche Tiere einen langen Leidensweg hinter sich. Ursache dafür kann häufiger Besitzerwechsel, Verlust eines Tierkameraden, Misshandlungen oder auch eine lange chronische Erkrankung sein.

Versuchen Sie trotzdem immer wieder, die Katze anzusprechen und liebevoll zu berühren. Es gehört viel Zuwendung und Geduld dazu, die Katze aus ihrer Apathie zu holen.

Gorse kann bei sehr schwer kranken Tieren, physisch wie psychisch, als so genannte Entscheidungshilfe eingesetzt werden: Die Katze hat damit die Möglichkeit, sanft das Leben zu verlassen oder es bringt sie einen großen Schritt ins Leben hinein. Dann bewirkt es oft eine einschneidende Wende.

Keine Angst vor diesem Mittel, es bringt ihre Katze nicht um! Meine Erfahrungen waren auch bei Katzen bisher durchweg positiv. Die Katzen wurden unter Gorse wieder ansprechbar, auch die Heilung ging anschließend rasch vonstatten.

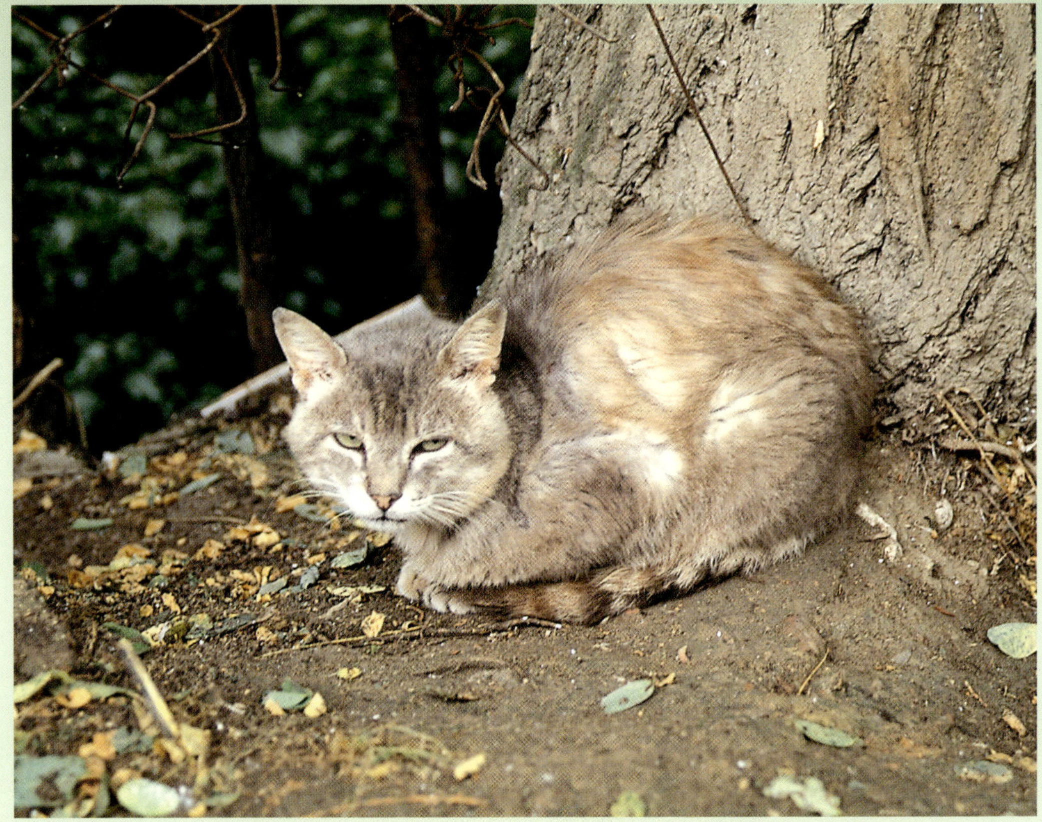

Gibt eine Katze sich auf, kann Gorse ihr ins Leben zurückhelfen. (Foto: IPO)

Symptome

- abgemagert durch Trauer oder Leid
- Abwehrschwäche
- akute Bauchspeicheldrüsenerkrankungen (Begleittherapie)
- Antriebslosigkeit
- Apathie (Begleittherapie)
- Appetitlosigkeit
- Augenausdruck: tiefe Hoffnungslosigkeit
- bei langwierigen Erkrankungen
- bei schlecht heilenden Wunden
- beschleunigt Genesung
- bringt Entscheidungen
- chronische Entzündungen, wiederkehrend (Begleittherapie)
- Diabetes (Begleittherapie)
- ergibt sich in sein Schicksal, wehrt sich nicht mehr
- erleichtert Entscheidung zum Leben oder Sterben
- Erschöpfung
- fehlende Gelassenheit
- frisst nicht mehr, Futterverweigerung
- hat lange Leidensgeschichte hinter sich
- Hoffnungslosigkeit
- Interesselosigkeit aus Trauer oder nach Leid

GORSE

- keine Antriebskraft
- kraftlos
- Krankheiten – Neigung zu Rückfällen (Begleittherapie)
- lange andauernder Heilungsprozess (Begleittherapie)
- lethargisch
- Lustlosigkeit, ist lustlos
- Magenschleimhautentzündung (Begleittherapie)
- müder und stumpfer Augenausdruck
- Mutlosigkeit
- nach nicht artgerechter Haltung
- nach Trennung
- nicht motivierbar
- Niedergeschlagenheit
- pflegt und putzt sich nicht mehr
- Rekonvaleszenz
- Resignation, ist resigniert
- schlecht heilende Wunden (Begleittherapie)
- schwaches Immunsystem
- Selbstaufgabe
- stumpfes Haarkleid
- trauert
- Unsauberkeit
- vorzeitiges Altern
- wiederkehrende Infektionskrankheiten (Begleittherapie)
- will nicht mehr spielen
- wurde gequält
- zeigt Desinteresse

Heather – schottisches Heidekraut – Identitätsblüte – Farbe Grün

Die Heather-Katze klebt förmlich an ihrem Besitzer. Sie sucht beinahe penetrant seine Nähe oder auch die Nähe anderer Tiere, die mit im Haus leben, das kann eine andere Katze sein, ein Hund oder sogar ein Meerschweinchen. Lebt diese Katze beispielsweise mit einem Hund zusammen, kann man immer wieder beobachten, wie sie schnurrend um den Hund herumläuft, um sich nach kurzer Zeit dicht an ihn anzuschmiegen und ruhig einzuschlafen.

Die Heather-Katze verlangt danach, im Mittelpunkt zu stehen, es muss sich alles um sie drehen. Sie begrüßt auch jeden fremden Menschen, der in die Wohnung kommt, schnurrt heftig und lässt

Heather – Heidekraut (Calluna vulgaris)
Foto: Dr. Aichele

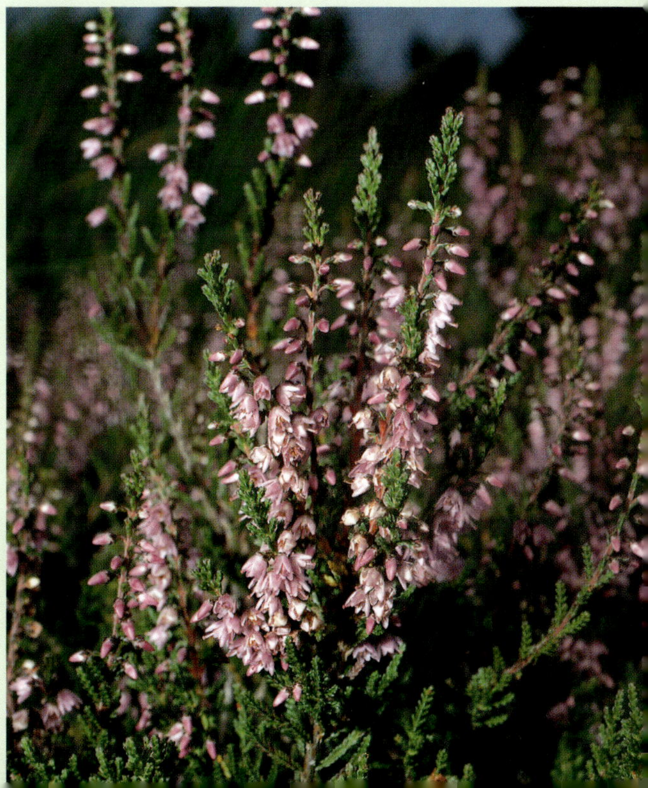

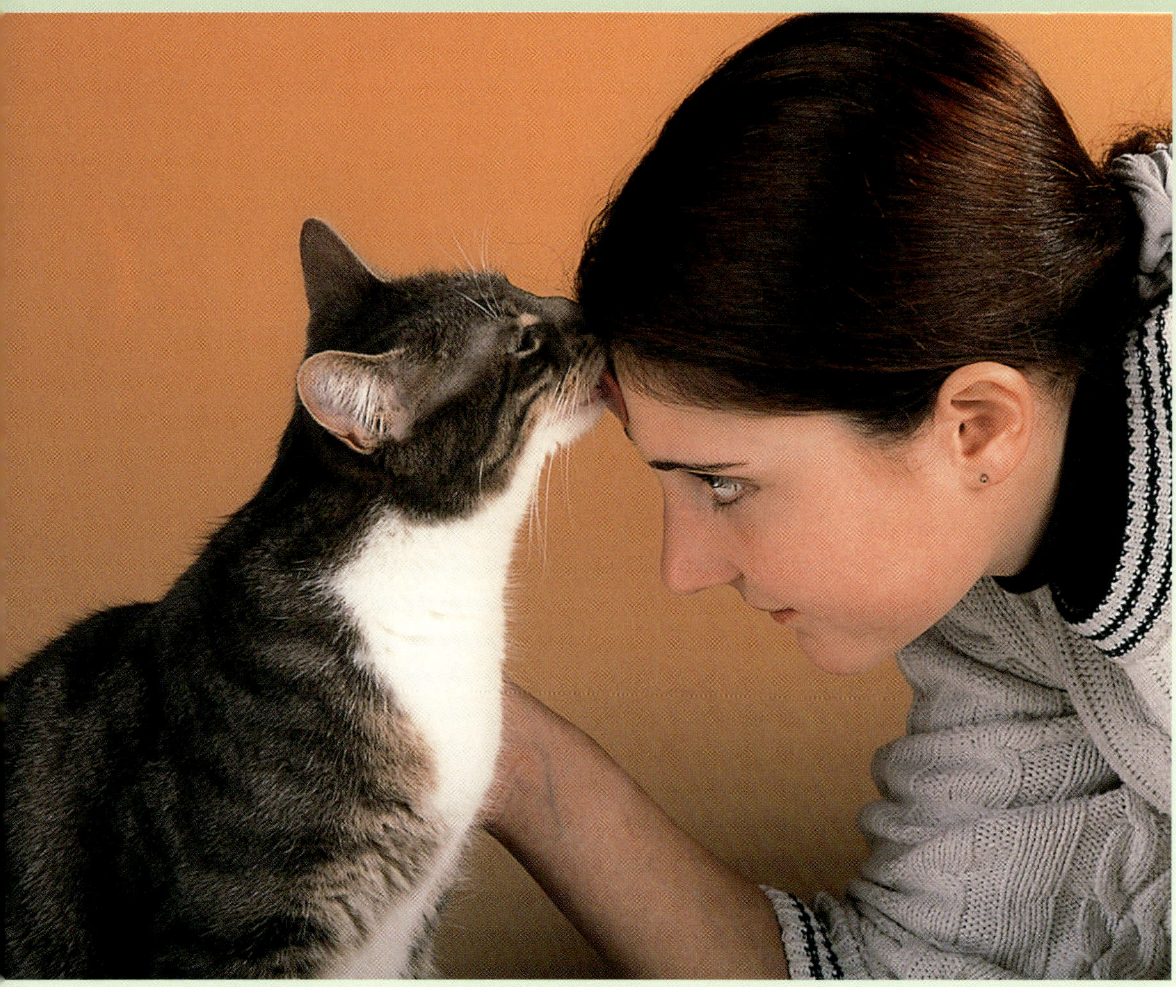

Eine Heather-Katze will Nähe und Zuwendung um jeden Preis. (Foto: U. Schanz)

sich sofort streicheln. Um die gewünschte Aufmerksamkeit zu erlangen, schnurrt sie, maunzt und streift köpfchenreibend um die Beine ihres Besitzers. Setzt der sich auf die Couch, springt die Katze ihm sofort auf den Schoß, um ihre Streicheleinheiten abzuholen. Dabei schnurrt sie laut und reibt ihr Köpfchen am Gesicht des Menschen.

Wird sie zurückgewiesen oder nicht beachtet, wird sie ärgerlich fordernd: Sie kratzt an den Menschenbeinen, versucht mit ausgefahrenen Krallen am Bein hochzuklettern und gibt sehr aufdringliche Laute von sich oder sie setzt vor den Augen des Besitzers einfach Urin auf den Boden ab. Alles, was sie will, ist eine Reaktion ihres Menschen. Egal, ob er mit ihr schimpft oder sie auf den Arm nimmt. Er soll sie nur beachten und sich um sie kümmern. Je mehr Zuwendung eine Heather-Katze bekommt, desto mehr fordert sie ein.

Lässt man eine Heather-Katze alleine, reagiert sie mit Protestaktionen. Sie schreit recht laut und dauerhaft. Protestpinkeln und Markieren sind ebenso möglich wie Kratzen an Türen, Fensterrahmen, Wänden oder Möbeln, Zerstören von Zimmerpflanzen, Gegenstände aus offenen Regalen hinunterwerfen und so weiter. Das Repertoire lässt sich noch beliebig erweitern, Katzen können in diesen Dingen sehr kreativ werden.

Außerdem ist die Heather-Katze sehr wehleidig. Sie zeigt zum Beispiel bei Verletzungen deutlich an, wo die Schmerzen sind, und jammert dabei.

Sich kratzen und putzen kann bei ihr zu einer Übersprungshandlung werden. Sie putzt sich dann so intensiv, bis das Fell kahle Stellen aufweist oder sogar die Haut blutet. Hier muss man sich darüber klar werden, wo die Ursache für dieses Verhalten zu finden ist. In den meisten Fällen liegt es an einer zu frühen Trennung von der Mutter und den Geschwistern. Als Folge sucht die Katze dann extrem nach Zuwendung und Anerkennung. Es sind hauptsächlich Verlustängste, die ihr zu schaffen machen.

Es ist andererseits wichtig, dieser Katze nicht zu viel Aufmerksamkeit zukommen zu lassen. Je mehr Zuwendung und Beachtung sie erhält, desto mehr fordert sie ein. Ignorieren ist aber auch der falsche Weg, dabei zieht sich die Katze immer mehr zurück und ihr Vertrauen zu ihrer Umgebung schwindet noch mehr. Um ihr die Unarten abzugewöhnen, muss darauf geachtet werden, unbedingt anonym zu strafen. Auf keinen Fall darf die Katze ihren Besitzer damit in Verbindung bringen, sonst hätte sie ihr Ziel wieder erreicht: Aufmerksamkeit.

Symptome

- abhängig vom Besitzer
- alles muss sich um sie drehen
- Altersbeschwerden (Begleittherapie)
- Angst, Ängste
- Anhänglichkeit
- Anpassungsschwierigkeiten
- Appetitlosigkeit, da wählerisch
- Atemwegserkrankungen (Begleittherapie)
- Aufdringlichkeit, ist aufdringlich
- Aufmerksamkeit heischende Katzen
- Bauchspeicheldrüsenerkrankungen (Begleittherapie)
- bei Krankheit sehr wehleidig
- beißt sich Fell aus
- besitzergreifend
- braucht Publikum
- braucht ständig Anerkennung
- chronischer Husten (Begleittherapie)
- Eifersucht (Baby, neuer Partner des Besitzers, weiteres Haustier)
- entwickelt Unarten, um beachtet zu werden
- forderndes Verhalten
- fordert mit Pföteln Aufmerksamkeit
- Fresssucht (Ersatzhandlung)
- frühe Verschleißerscheinungen am Bewegungsapparat (Begleittherapie)
- Gelenkerkrankungen (Begleittherapie)
- genießt Fürsorge bei Erkrankungen
- Herzerkrankungen (Begleittherapie)
- Interesselosigkeit
- ist lästig
- jammert und schreit viel
- Juckreiz ohne ersichtlichen Grund (Begleittherapie)
- kann nicht alleine sein

HEATHER

- Kontaktschwierigkeiten
- kratzt an Türen, Wänden, Möbeln – wenn allein gelassen
- launenhaft
- liebebedürftig
- Magen-Darm-Erkrankungen (Begleittherapie)
- Markierverhalten in der Wohnung
- maunzt ständig
- maunzt, schreit, um Aufmerksamkeit zu erhalten
- Nierenerkrankungen (Begleittherapie)
- Protestpinkeln, -koten
- Rheuma, Gelenksteife (Begleittherapie)
- ruhelos
- schnell beleidigt, zieht sich zurück
- Selbstverstümmelung (beknabbert sich)
- spielt sich in den Vordergrund
- spielt weiterhin krank, ist aber bereits gesund
- Stoffwechselstörungen (Begleittherapie)
- strapaziert die Nerven anderer
- Stubenunreinheit
- sucht Körperkontakt
- sucht ständig die Nähe der Bezugsperson, fremder Menschen oder anderer Tiere
- Tagesablauf muss sich nach ihr richten
- überanhänglich
- überdreht
- übermäßiges Miauen, Jammern, auch nachts
- Unsicherheit, ist unsicher
- Verdauungsstörungen (Begleittherapie)
- Verlustängste
- wehleidig
- wenig Selbstvertrauen
- will Anerkennung
- will immer spielen
- will ständig gestreichelt werden
- zerstört Gegenstände, nimmt lieber Strafe in Kauf als Nichtbeachtung
- Zerstörungswut

Holly – Stechpalme – Herzöffnungsblüte – Farbe Blau

Die Holly-Katze ist selbstbewusst, eifersüchtig und reagiert oft mit einer unkontrollierten Aggression, die für den Menschen meistens nicht nachvollziehbar ist. Eine Holly-Katze kann man oft schon früh erkennen. Sie verdrängt ihre Geschwister durch Fauchen vom Futter, mischt sich ins Spiel ein mit ersten Beißattacken gegen die Geschwister und balgt durchaus aggressiv um Spielzeug oder einen bevorzugten Ruheplatz. Mit Artgenossen kommt sie auch als erwachsene Katze nicht aus. Sie attackiert andere Katzen auf das Heftigste, bis dem Besitzer nur noch eine Lösung einfällt – die Trennung der Katzen.

Die Holly-Katze faucht und knurrt gern und viel, wenn ihr etwas nicht passt. Ihre Augen sind dabei etwas kleiner als sonst. Ihre Aggression richtet sich auf bestimmte Tiere oder Menschen. Da sie scheinbar argwöhnisch ihre Bezugsperson bewacht, gelten die Aggressionen sehr häufig dem Partner ihres Besitzers sowie Kleinkindern, manchmal sogar Säuglingen, was durchaus gefährlich werden kann. Sie macht auch vor dem Gesicht nicht Halt, in vielen Fällen ist das sogar ihr bevorzugter Haupt-

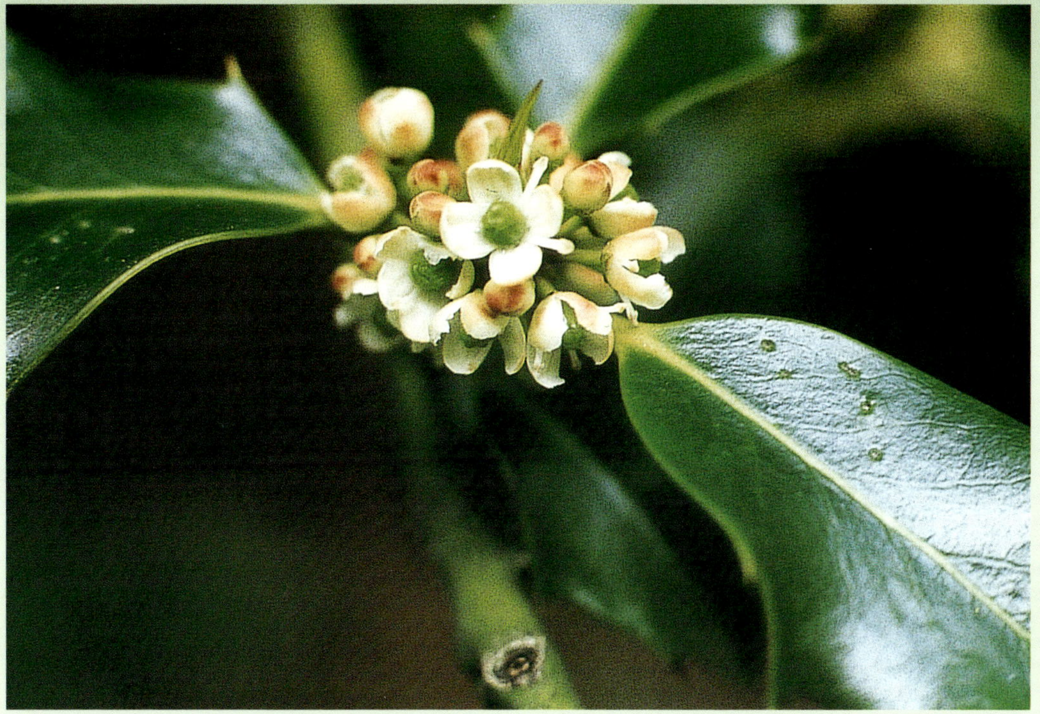

Holly – Stechpalme (Ilex aquifolium)
Foto: Andreas Bock, Institut für Bachblütentherapie

angriffspunkt. Starren Sie diese Katze nicht an, falls Sie als „Feind" auserwählt sind. Sie fühlt sich dadurch nur noch mehr provoziert.

Veränderungen innerhalb der Familie wie ein Baby oder ein neuer Lebenspartner ihres Besitzers reizen die Katze zur Eifersucht. Es folgen Trotzreaktionen in Form von Futterverweigerung oder Unsauberkeit. Starkes Markierverhalten, um ihre Dominanz zu demonstrieren, ist keine Seltenheit.

Jede andere Katze leidet schwer unter der Holly-Katze. Sie hält Artgenossen mit Fauchen und Knurren von ihrer Bezugsperson fern, und geht die andere Katze nicht sofort, greift sie an. Der Schwanz der Katze ist bei den Attacken waagerecht ausgestreckt und das Fell gesträubt, die Ohren sind aufgestellt und leicht seitlich gedreht. Der Angriff erfolgt blitzartig und ist heftig. Die Fütterung mehrerer Katzen gestaltet sich schwierig, wenn alle nebeneinander gefüttert werden, denn die Holly-Katze vertreibt die anderen vom Futter.

Bei dieser Katze gilt: Verschaffen Sie sich Respekt, und zwar bei den kleinsten Aggressionsansätzen. Dies geht nur durch anonyme Bestrafung, zum Beispiel mit einem Wasserstrahl. Ebenso ist es wichtig, der Katze deutlich zu machen, dass Sie bestimmen, wann sie gestreichelt wird. Genauso muss das Ende einer Aktion, sei es Spiel oder Schmusen, von Ihnen festgelegt werden. Lernen Sie, das fordernde Verhalten der Katze auch einmal zu ignorieren, sie wird sonst zum absoluten Tyrannen. Der Holly-Katze kann nur durch ihre Bezugsperson Einhalt geboten werden.

HOLLY

Symptome

- Ablehnung (gegen Futter, Menschen, Artgenossen)
- Aggressionen, auch ohne Grund
- Aggressivität – zielgerichtet und unkontrolliert
- akute Erkrankungen (Begleittherapie)
- Allergien, heftig und schnell auftretend (Begleittherapie)
- Altersbeschwerden (Begleittherapie)
- Arthritis, Arthrose (Begleittherapie)
- Asthma (Begleittherapie)
- Bauchspeicheldrüsenentzündung (Begleittherapie)
- Behandlungsbeginn bei aktiven und angespannten Katzen
- bei Amputationen, Kastrationen (Begleittherapie)
- bei plötzlichem, hohem Fieber (Begleittherapie)
- bei schlecht heilender Wunde (Begleittherapie)
- bei Schmerzen (Begleittherapie)
- beißt und kratzt sich Fell aus (Autoaggression)
- Bindehautentzündung (Begleittherapie)
- Blähungen mit Krämpfen (Begleittherapie)
- Blasenstörung (Begleittherapie)
- Dickdarmbeschwerden durch Stress (Begleittherapie)
- Dominanz, ist dominant
- Durchfall (Begleittherapie)
- Eifersucht, reagiert aggressiv
- Einzelgänger
- Entzündungen, häufig und heftig auftretend (Begleittherapie)
- Epilepsie, heftig (Begleittherapie)
- erbarmungslose Angriffe
- Erkrankungen hervorgerufen durch Zorn, Feindseligkeit (Begleittherapie)
- erregbar, reizbar
- fehlende Gelassenheit
- fehlendes Vertrauen
- Fresssucht (Ersatzhandlung)
- Hauterkrankungen (Begleittherapie)

Eifersucht beherrscht die Holly-Katze und lässt sie mit wütendem Protest reagieren. (Foto: U. Schanz)

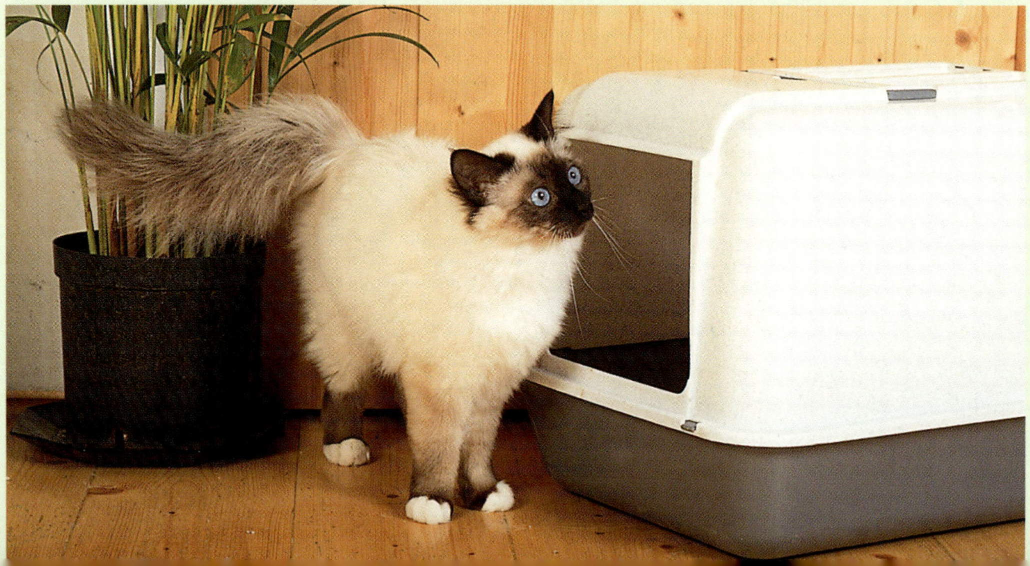

- heftige, körperliche Symptome (Fieber, Juckreiz, Kolik, Aggression)
- Herzerkrankungen (Begleittherapie)
- Herz-Kreislauf-Erkrankungen (Begleittherapie)
- Husten mit starker Schleimproduktion (Begleittherapie)
- Intoleranz, ist aggressiv
- Juckreiz, heftig (Ursache abklären, Begleittherapie)
- Katze greift Junge an, Eifersucht
- Katzenschnupfenkomplex (Begleittherapie)
- Kolik (Begleittherapie)
- langwierige Verletzungen (Begleittherapie)
- Lebererkrankungen (Begleittherapie)
- lehnt sich gegen alles auf
- Magenschleimhautentzündung (Begleittherapie)
- Misstrauen, ist misstrauisch
- Mittelohrentzündung (Begleittherapie)
- mürrisch
- nachtragend, beleidigt
- neigt schnell zu Krankheiten
- Nierenerkrankungen – starke Symptome (Begleittherapie)
- Parasitenbefall (Begleittherapie)
- plötzliche Angriffslust
- Polyarthritis mit Schmerzen (Begleittherapie)
- Protestreaktionen, zum Beispiel Unsauberkeit
- reagiert mit unkontrollierter Aggression
- reizbar
- schnell aus der Fassung
- schwaches Immunsystem (Begleittherapie)
- spielt grob
- Spondylose (Begleittherapie)
- ständig unter Spannung
- Streitsucht
- temperamentvoll
- trockener Hustenkrampf (Begleittherapie)
- Tyrann
- verteidigt aggressiv Futter oder Schlafplatz
- Zahnfleischentzündung, Mandelentzündung (Begleittherapie)
- Zerstörungswut

Honeysuckle – Geißblatt – Gegenwartsblüte – Farbe Gelb

Die Honeysuckle-Katze zeigt nur wenig Interesse an ihrer Umgebung und wirkt apathisch. Je nach dem Alter der Katze kann es ganz unterschiedliche Ursachen dafür geben:

Das sensible Junge trauert nach der Abgabe beim neuen Besitzer und zeigt keinerlei Interesse an seinem neuen Zuhause, da es Heimweh nach der Mutter und den Geschwistern hat. Nach einem Besitzerwechsel oder einem Umzug kann auch die erwachsene Katze schnell in eine Melancholie und Trauer fallen, die sich durchaus bis zur Apathie steigert. Ein neues Möbelstück oder ein neuer Teppich, selbst das Umstellen von Möbeln kann ebenfalls als Auslöser genügen.

Die Honeysuckle-Katze verkriecht sich meistens in den dunkelsten und verstecktesten Winkel der Wohnung oder liegt mit gesenktem Kopf in einem kleinen Körbchen oder einer Höhle. Sie lässt sich kaum noch hervorlocken, will man sie greifen, zieht sie sich, sofern überhaupt noch

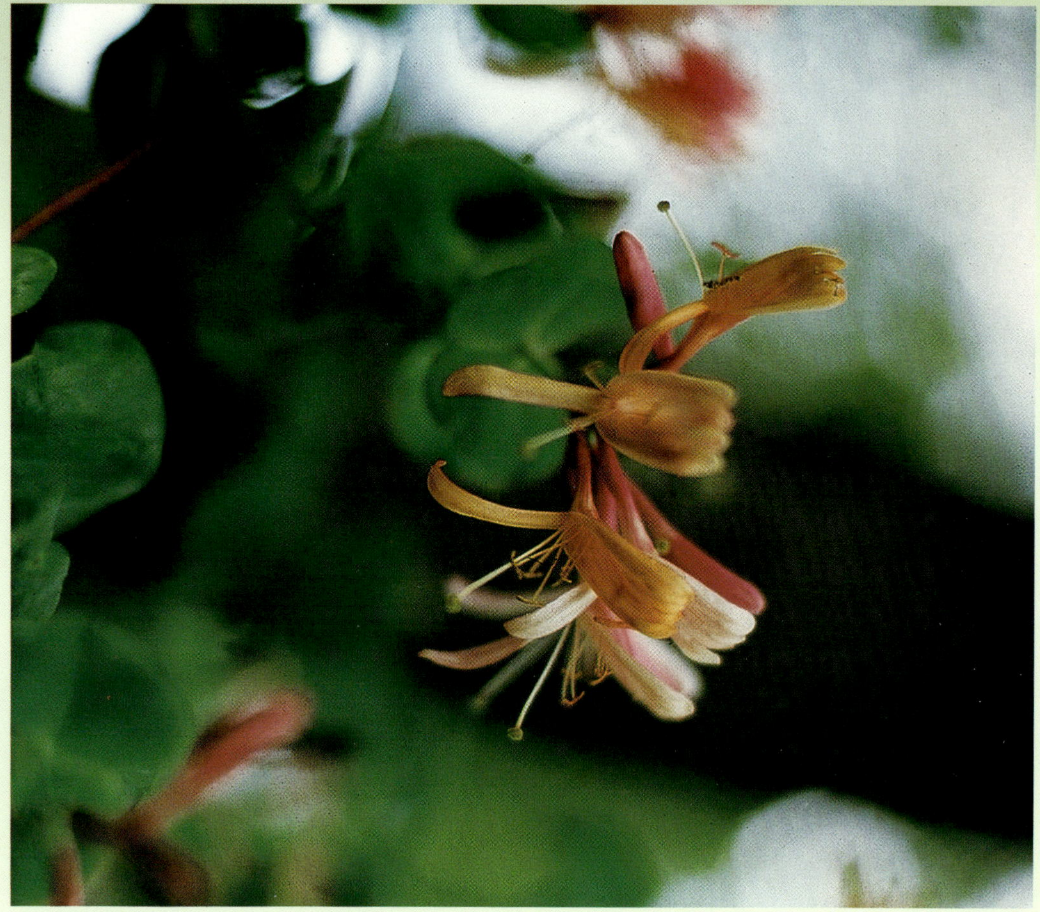

Honeysuckle – Geißblatt (Lonicera caprifolium)
Foto: Andrea Bock, Institut für Bachblütentherapie

möglich, noch weiter zurück und faucht dabei leise. Manchmal setzt sie zur Abwehr auch ihre Krallen ein. Die Katze beachtet ihre Umgebung nicht mehr und verweigert sogar ihr Futter.

Möglich ist bei der Honeysuckle-Katze jedoch auch ein anderes Verhaltensextrem: die Unruhe. Die Katze läuft unruhig mit aufgerichteten, aber zuckenden Ohren hin und her auf der Suche nach ihrem vorherigen Besitzer oder einem ihr lieb gewordenen Artgenossen. Dabei stößt sie Jammerlaute aus, die sich bis zum Kreischen steigern können. Katzenmütter, die sich besonders intensiv um ihre Jungen kümmern und eine innige Bindung zu ihnen haben, sie ständig bewachen und umsorgen, können nach der Wegnahme der Jungen in dieses Verhalten abrutschen. Ein paar Tage darf man das zulassen. Hört dieses Verhalten jedoch nicht auf oder verstärkt sich, sollte man dringend mit Honeysuckle helfen.

Bei Tierheimkatzen, die dieses Verhalten zeigen, kann man ebenfalls mit Honeysuckle hilfreich eingreifen.

Symptome

- Abwesenheit, ist nicht ansprechbar
- akzeptiert neue Situation nicht
- anhaltende Müdigkeit
- Anpassungsschwierigkeiten (Besitzerwechsel, Umzug, Tierheim)
- antriebslos
- Apathie (Begleittherapie)
- Appetitlosigkeit durch Trauer
- bei Besitzerwechsel
- bei Ortswechsel, Umzug
- bei plötzlichem Besitzerwechsel, zum Beispiel durch Tod des bisherigen Besitzers
- bei Trennung
- bei Urlaubspflege
- beißt sich Fell aus (Ersatzhandlung)
- bewegt sich, klettert wenig
- fehlende Lebensfreude nach Wechsel der Lebensumstände
- Fresssucht (Ersatzhandlung aus Kummer)
- Futterverweigerung bei kleinsten Veränderungen
- Hautpilze (Begleittherapie)
- Heimweh
- Infektionskrankheiten (Begleittherapie)
- Interesselosigkeit aus Trauer
- Juckreiz (Begleittherapie)
- kann schlimme Zeit nicht vergessen, leidet
- kann Veränderungen schlecht verkraften
- Katzenmutter jammert nach der Abgabe ihrer Kitten
- Kitten jammert und schreit bei neuem Besitzer nach der Mutter
- Konzentrationsschwäche
- Kreislaufschwäche (Begleittherapie)
- mangelnde Aufmerksamkeit
- maunzt und jammert bei Abwesenheit des Besitzers
- maunzt viel, jammert leise vor sich hin
- melancholisch, traurig
- nach gezogenem Zahn
- nach Kastration, Amputation
- nach traumatischen Ereignissen
- nach Verlust jeglicher Art
- nachtragend
- Neigung zu Asthma (Begleittherapie)
- Neigung zu hässlicher Narbenbildung (Begleittherapie)
- Neubeginn – nach Umzug, Tierpension, Verlust
- phlegmatisch, träge
- Reinigung, Entschlackung von Leber, Niere, Milz und Pankreas (Begleittherapie)
- Rekonvaleszenz
- Reserviertheit
- Revitalisierung älterer Katzen (früh gealtert)
- schenkt ihrer Umgebung keine Aufmerksamkeit
- schlecht heilende Wunden (Begleittherapie)
- spielt nicht
- teilnahmslos
- Tierheimaufenthalt, Eingewöhnung fällt schwer
- trauert um abwesende Personen oder Spielgefährten
- um sich an Zweittier zu gewöhnen, um neue Situation zu verkraften
- unaufmerksam

HONEYSUCKLE

- vermisst alte Gewohnheiten
- vermisst ihr früheres Zuhause
- versteckt sich hinter Schrank oder in dunklen Ecken
- Verstopfung (Begleittherapie)
- verträumt
- vitalitätsarm
- wirkt resigniert, hoffnungslos
- Wunden, Verletzungen, die absolut nicht heilen wollen (Begleittherapie)
- zur Entschlackung

Veränderungen in ihrem Leben lassen die Honeysuckle-Katze in ein tiefes Trauerloch fallen. (Foto: U. Schanz)

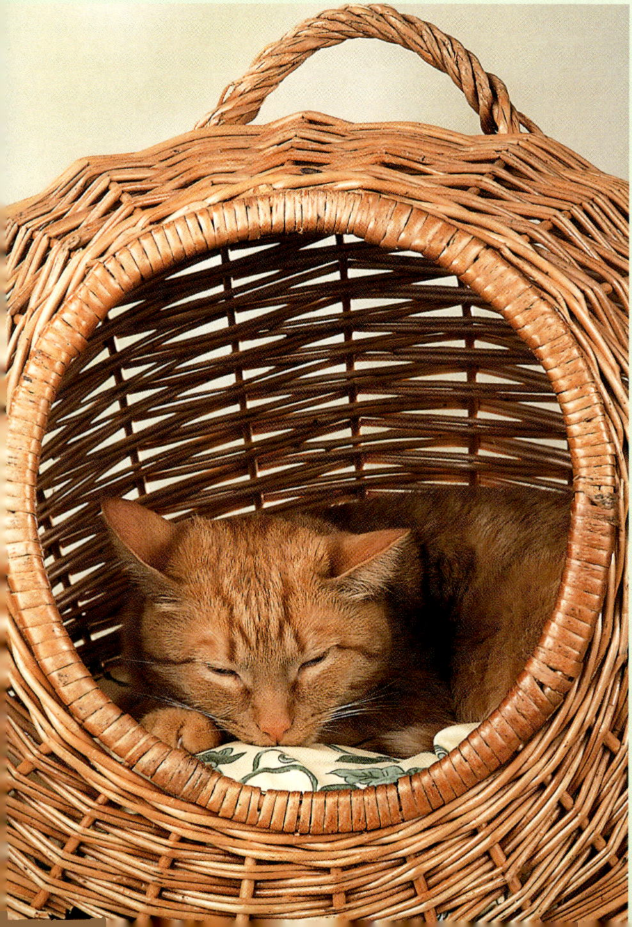

Hornbeam – Weiß- oder Hainbuche – Spannkraftblüte – Farbe Rot

Die Hornbeam-Katze ist müde, antriebslos, unmotiviert bis apathisch ohne wirkliche körperliche Erkrankung. Ihr Problem ist die Reizarmut. Wird sie alleine gehalten und muss sich den ganzen Tag mit sich selbst beschäftigen, leidet sie schnell unter Langeweile. Genauso kann sie nach einem Besitzerwechsel antriebslos werden, wenn sich der vorige Besitzer wesentlich mehr mit ihr beschäftigte und sie nun in ihrem neuen Heim darauf verzichten muss. Aber auch Routine, ständig der gleiche Rhythmus und fehlende Abwechslung lassen diese Katze müde werden. Hat sie den Punkt der Lustlosigkeit erreicht, signalisiert sie das auch durch ihre Körperhaltung: Sie läuft mit gesenktem Schwanz durch die Wohnung, der Kopf ist leicht gesenkt und die Ohren sind seitlich gedreht und leicht am Kopf angelegt. Ihre Körpersprache zeigt deutlich ihr Unbehagen. In diesem Stadium ist es sehr schwer, diese Katze zu einem Spiel zu animieren.

Die Hornbeam-Katze hat jedoch in den seltensten Fällen Probleme mit fremden Menschen, Artgenossen oder anderen Tieren. Grundsätzlich ist sie ihrer Umgebung und anderen Lebewesen gegenüber freundlich gesinnt. Sie ist nicht aggressiv. Von Fremden lässt sie sich sogar gerne streicheln, und so seltsam es klingt, bei fremden Menschen spielt sie sofort und freudig mit. Die Katze läuft auch mit hoch erhobenem Schwanz und freudig maunzend ihrem Besitzer hinterher, wenn dieser zum Beispiel aktiv im Haus beschäftigt ist. Das Interesse der Katze ist geweckt, die Routine unterbrochen und schon wird sie wieder neugierig. Auch

Möbelumstellung oder ein nahender Umzug, zu dem die Vorbereitungen getroffen werden, begeistern diese Katze.

Die Hornbeam-Katze ist von ihrem Naturell eine sehr aktive Katze, ständig bereit zu neuen Taten, aber abwechslungsreich muss es sein. Einer Hornbeam-Katze muss man täglich Abwechslung bieten, ewig das gleiche Spielzeug, immer der gleiche Tagesrhythmus ist für sie einfach langweilig. Glauben Sie ja nicht, Ihre Katze begnügt sich mit einem Spiel so nebenbei, bei dem Sie nicht mit vollem Einsatz dabei sind. Die Katze spürt Ihre Halbherzigkeit und lässt Sie einfach mit dem Spielzeug stehen. Sie will auch nicht ständig das Gleiche spielen, bei ihr müssen Sie schon kreativ werden. Sollten Sie nicht so viel Zeit haben, müssen Sie sich Gedanken machen, wie Sie der Katze ersatzweise eine regelrechte Erlebnislandschaft schaffen können.

Da diese Katze sich sehr schnell in sich selbst zurückzieht, leidet auch ihr Immunsystem, kommt dann noch eine Erkrankung hinzu, ist die Hornbeam-Katze schnell erschöpft und ausgelaugt. Die Genesung dauert recht lange.

Symptome

- Abwehrschwäche
- Allergien (Begleittherapie)
- allgemein geschwächt, physisch wie psychisch
- Altersbeschwerden (Begleittherapie)
- Anämie (Begleittherapie)
- Anspannung
- Antriebsschwäche
- Antriebsschwäche durch nicht artgerechte Haltung
- Apathie (Begleittherapie)
- Arthritis, Arthrose (Begleittherapie)
- Asthma (Begleittherapie)
- Augenausdruck: müde
- bei eintönigen Umgebungsbedingungen (Haltung unbedingt ändern!)
- bei starker Belastung, zum Beispiel Katzenausstellung
- bei Unterforderung (überprüfen und ändern!)
- Bindegewebsschwäche (Begleittherapie)
- Bindehautentzündung (Begleittherapie)
- Blasenschwäche (Begleittherapie)
- Blutarmut, macht geschwächten Eindruck (Begleittherapie)
- Deckschwäche durch Überlastung
- Energielosigkeit
- Erschöpfungszustände (Begleittherapie)
- fehlende Kraft
- fehlende Motivation, ist müde
- fehlende Muskelkraft (Begleittherapie)
- fehlende Vitalität
- Fieber bei Schwäche (Begleittherapie)
- FIP (Begleittherapie)
- fördert Genesung
- Fresssucht (Ersatzhandlung)
- geistiger Entwicklungsstopp
- Gelenkschwäche (Begleittherapie)
- Herzschwäche (Begleittherapie)
- Husten, zur Stärkung bei Erschöpfung (Begleittherapie)
- Jungtiere, von Geburt an schwächlich
- kann ihre Fähigkeiten nicht ausleben, wird dadurch lustlos
- Konzentrationsschwäche durch Routine

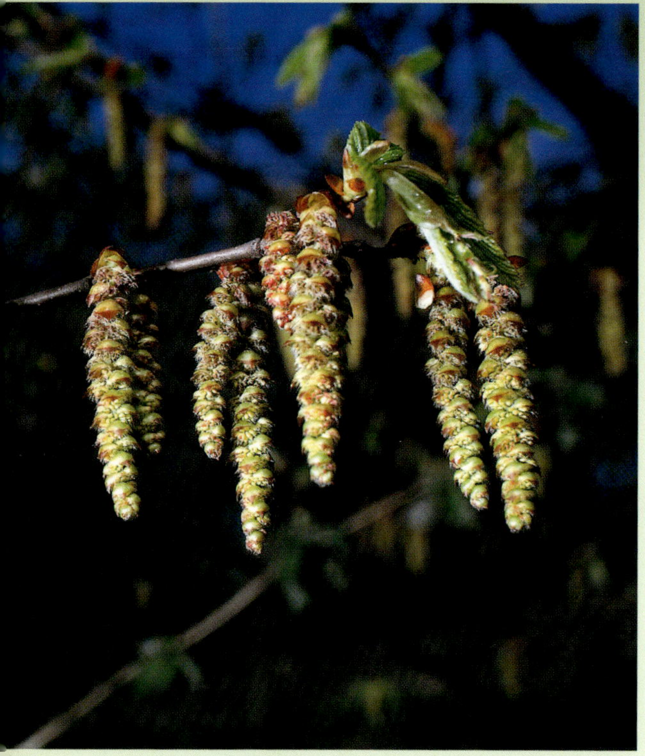

Hornbeam – Weiß- oder Hainbuche (Carpinus betulus)
Foto: Dr. Aichele

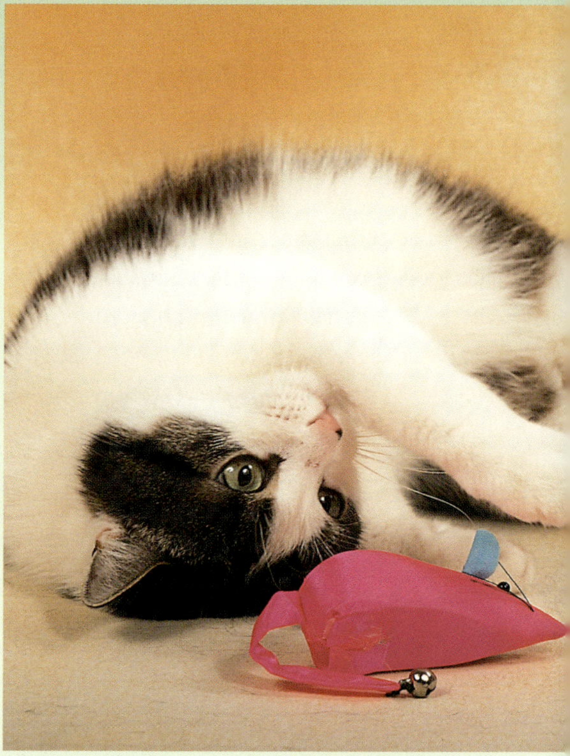

Routine, Eintönigkeit, Langeweile machen die Hornbeam-Katze krank. Sie braucht Action. (Foto: U. Schanz)

HORNBEAM

- körperlich erschöpft
- Kraftlosigkeit
- leicht ablenkbar
- lethargisch
- lustlos
- Müdigkeit durch Routine
- Muskelverspannungen (Begleittherapie)
- nach langer Krankheit
- Neigung zu geröteten Augen (Begleittherapie)
- Regeneration der Leber (Begleittherapie)
- Rekonvaleszenz
- Rheuma, Polyarthritis mit morgendlichen Anlaufschwierigkeiten (Begleittherapie)
- rheumatische Beschwerden (Begleittherapie)
- Schilddrüsenunterfunktion (Begleittherapie)
- schlapp, keine Energie
- schwacher Bewegungsapparat (auch angeboren, Begleittherapie)
- schwaches Durchhaltevermögen
- Sehnenschwäche (Begleittherapie)
- ständig auf der Suche nach neuen Reizen
- starke Zahnsteinbildung (Begleittherapie, möglicherweise Stoffwechselstörung)
- Trägheit
- Überdruss durch Alltäglichkeit
- Unausgeglichenheit, ist unausgeglichen
- unkonzentriert
- Verstopfung (Begleittherapie)

Impatiens – Drüsentragendes Springkraut – Geduldblüte – Farbe Grün

Eine Impatiens-Katze ist ungestüm, hektisch und zeigt eine permanente Unruhe. Diese Katze ist ständig in Bewegung, Ihr Futter nimmt sie sehr hastig auf, weshalb es bei ihr oft zu Erbrechen kommt. Leckerchen reißt sie förmlich aus der Hand. Es fällt ihr schwer, auf etwas geduldig zu warten.

Spielen ist für die Impatiens-Katze das Höchste. Dabei ist sie sehr wendig, schnell und ausdauernd. Ihre Erregung kann man schon an der Ohrhaltung erkennen: Sie sind kerzengerade gespitzt und nach vorne gedreht; der Schwanz ist gleichzeitig hoch erhoben. Wenn man mit dieser Katze spielt, kann es schnell passieren, dass sie durch ihre nervöse, ungestüme Art auch aggressiv wird. Wird ihr Spielzeug festgehalten oder nicht schnell genug gespielt, so springt sie danach und krallt auch heftig.

Jedes kleine Geräusch weckt sofort das Interesse der Impatiens-Katze. Sofort schaut sie nach, was los ist. Ständig ist sie auf der Suche nach neuen Reizen und lässt sich dadurch auch sehr leicht ablenken. Kommt ihr Besitzer nach Hause, empfängt sie an der Wohnungstür. Sofort maunzt und streicht sie um ihn herum und will, dass er sich ausschließlich und sofort mit ihr beschäftigt. Entdeckt diese Katze eine offene Tür oder ein offenes Fenster, nutzt sie diese Chance sofort zu einem Ausflug. Ihr Entdeckertrieb und ihre Bewegungsfreudigkeit sind riesig. Ist sie sowieso Freigänger, kann es sein, dass sie ab und zu ein paar Tage nicht heimkommt.

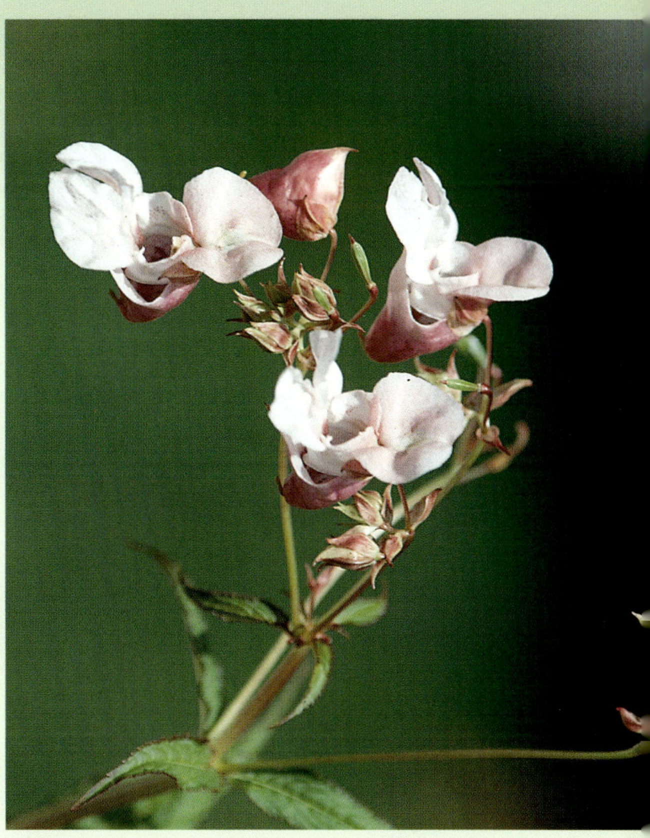

Impatiens – Drüsentragendes Springkraut (Impatiens glandulifera)
Foto: IPO

Mit Artgenossen kommt sie so lange gut aus, wie sie der Boss ist. Spielt sie alleine und eine zweite Katze mischt sich in ihr Spiel ein, wird die Impatiens-Katze regelrecht sauer. Sie faucht laut und teilt Prügel aus. Geht die andere Katze weg, ist sie wieder friedlich und widmet sich ihrem Spiel.

Sie beobachtet auch gern durchs Fenster, was draußen los ist. Dabei stupst sie immer wieder an die Scheibe und maunzt laut vor sich hin. Sie interessiert sich einfach für alles, besonders dann, wenn es sich bewegt. Sie ist eine geborene Jägerin.

IMPATIENS

Symptome

- Aggressivität, Aggressionen aus Ungeduld
- Allergien (Begleittherapie)
- allergischer Schnupfen (Begleittherapie)
- Angespanntheit, ist angespannt
- Anpassungsschwierigkeiten
- bei Bewegungseinschränkung – Unruhe, Nervosität (zum Beispiel bei Verletzung oder war früher Freigänger)
- beißt sich Fell aus (Ungeduld)
- beschleunigter Stoffwechsel (Begleittherapie)
- Dickdarmentzündung, -geschwüre (Begleittherapie)
- Durchfall (Begleittherapie)
- Einzelgänger
- Erbrechen durch übermäßiges Putzen (Haarballen!)
- Erbrechen durch zu hastige Futteraufnahme
- Erkrankungen durch innere Anspannung (Begleittherapie)
- erste Hilfe bei emotionalem Stress und äußerster Unruhe
- extreme Unruhe
- fehlende Gelassenheit
- Fressverhalten gierig und nervös, Schlinger
- Futtermittelallergie (Begleittherapie)
- gerät durch Stress außer Kontrolle
- Gereiztheit, ist gereizt
- hastiger Fresser
- Hauterkrankungen (Begleittherapie)
- hektisch
- Herzerkrankungen (Begleittherapie)
- hyperaktiv, schlägt leicht in aggressives Verhalten um
- impulsiv
- innere Anspannung

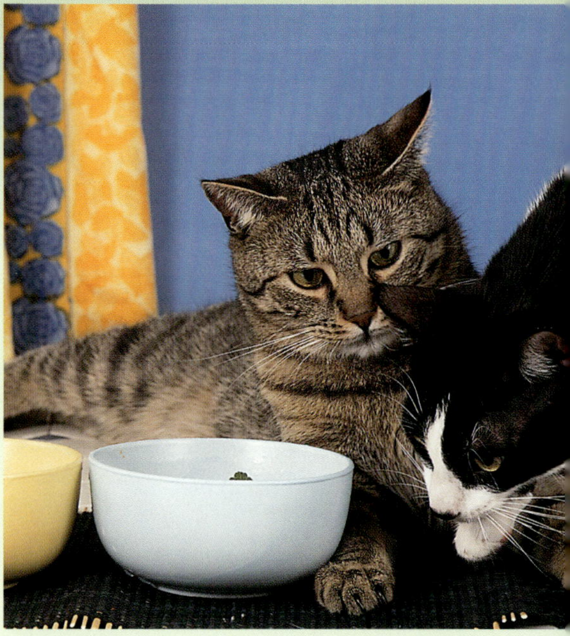

Eine Impatiens-Katze ist immer unter Strom. Dazu gehört auch, anderen Katzen im Haus zu zeigen, wer das Sagen hat. (Foto: U. Schanz)

Durch die vielen Reize wird die Katze jedoch immer nervöser und ihre Aggressionen werden stärker. Diese Aggressionen richtet sie auch gegen sich selbst. Sie putzt und beknabbert sich viel, wenn sie keine Abwechslung geboten bekommt. Obendrein neigt sie zu Zerstörungswut und Unsauberkeit aus Protest, sobald es ihr langweilig ist. Der Schlaf einer Impatiens-Katze ist sehr unruhig, sie schläft nie wirklich tief. Man könnte glauben, sie steht unter Strom.

Die Impatiens-Katze ist sehr anstrengend für ihren Besitzer. Aber hier ist ein bisschen Phantasie bereits hilfreich. Diese Katze benötigt dringend Abwechslung, eine eigene Erlebniswelt, zum Beispiel aus Kartons, Stoff- oder Plüschtunnel, einem nach Möglichkeit Echtholzkratzbaum, Stoffresten an einer Schnur und so weiter. Seien Sie einfach kreativ.

IMPATIENS

(oft Haltungsfehler, prüfen!)
- intolerant, da ungeduldig
- ist aufdringlich
- Juckreiz (Begleittherapie)
- kann nicht entspannen
- kann nicht warten
- Kolik (Begleittherapie)
- Krämpfe (Begleittherapie)
- Krämpfe in den Extremitäten (Begleittherapie)
- launenhaft
- Lebererkrankungen (Begleittherapie)
- Leckerbissen werden aus der Hand gerissen
- leicht ablenkbar
- lindert Schmerzen (Begleittherapie)
- Magen-Darm-Erkrankungen (Begleittherapie)
- meistens schlanke, flinke Katzen
- Muskelverspannungen (Begleittherapie)
- neigt zu Fieberschüben (Begleittherapie)
- Neigung zu Infektionskrankheiten (Begleittherapie)
- Neigung zu überschießenden Reaktionen
- nervöses Putzen, Beknabbern
- Parasitenbefall (Begleittherapie)
- psychogenes Ekzem (Begleittherapie)
- rasche Ermüdung, macht jedoch nur kurze Pausen
- rennt, spielt, klettert und tobt extrem
- Rheumaschmerzen (Begleittherapie)
- rücksichtslos, rennt Artgenossen einfach um
- Ruhelosigkeit
- Schilddrüsenüberfunktion (Begleittherapie)
- Schmerzen, plötzlich und heftig auftretend (Begleittherapie)
- Schnupfen (Begleittherapie)
- ständig gereizt
- stark ausgeprägte Unabhängigkeit
- starker Bewegungsdrang
- Unausgeglichenheit, ist unausgeglichen
- Ungeduld, ist ungeduldig
- unruhiger Schlaf, Zucken der Gliedmaßen
- Verspannungen der Halswirbelsäule (Begleittherapie)
- zu temperamentvoll

Larch – Lärche – Selbstvertrauensblüte – Farbe Orange

Die Larch-Katze ist schüchtern, ängstlich, unterwürfig und besitzt absolut kein Selbstvertrauen. Sie lässt sich von ihren Artgenossen ohne jegliche Gegenwehr unterdrücken. Sie leidet in dieser Situation, aber besitzt nicht den Mut, sich zu wehren. Wird sie von einer anderen Katze angegriffen, zieht sie sich in geduckter Haltung und mit anliegenden Ohren sofort zurück.

Der Schwanz wird von der Larch-Katze meistens nach unten hängend getragen, das Fell am Schwanz ist dabei leicht gesträubt. Es kann sogar sein, dass die Katze den Schwanz zwischen den Hinterbeinen einzieht. Ihr Kopf ist dabei meist gesenkt, ein untrügliches Zeichen der Unsicherheit.

Neuen Dingen steht die Larch-Katze sehr skeptisch gegenüber. Sie braucht sehr viel Zeit, um sich an neue Dinge zu wagen und heranzutasten. Das gilt auch für fremde Menschen. Selbst beim Spielen ist diese Katze unsicher. Ein raschelndes

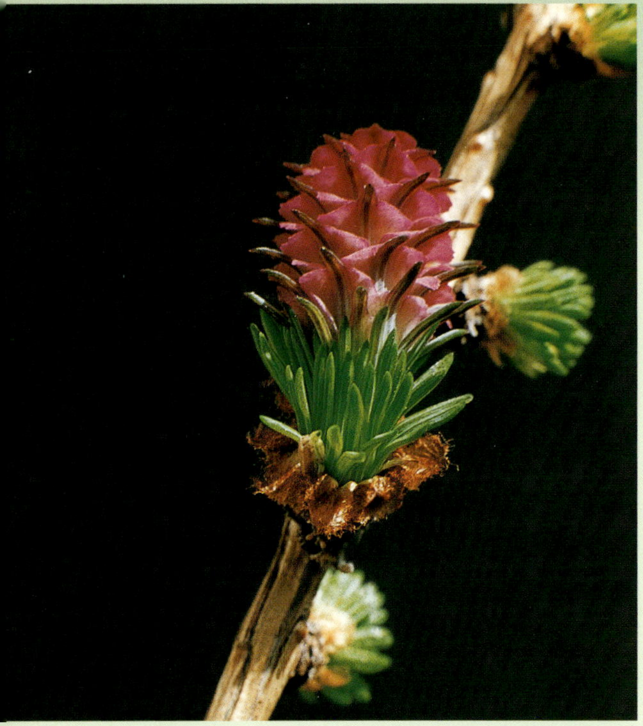

Larch – Lärche (Larix decidna)
Foto: Andreas Bock, Institut für Bachblütentherapie

Spielzeug oder ein Angelspiel, das zu schnell bewegt wird, erschreckt sie. Sie verkriecht sich sofort und beobachtet ängstlich das Treiben aus sicherer Entfernung.

Lebt sie in einer Gruppe von mehreren Tieren, ist die Larch-Katze die Letzte, die zum Futternapf geht, und begnügt sich teilweise nur noch mit den Resten der anderen. Wird sie dagegen allein gehalten, kann genau das Gegenteil eintreten: Die Larch-Katze kann fresssüchtig werden, denn Fressen wird bei ihr leicht zu einer Ersatzhandlung.

Der Larch-Zustand entsteht oft bereits bei Jungen. Es handelt sich meist um Tiere aus Massenzucht, die keine Liebe und Zuneigung bekommen. Selbst die Elterntiere sind unter solchen Bedingungen ohne Lebensfreude und haben resigniert. In dieser Atmosphäre kann sich kein Selbstvertrauen entwickeln. Auch sehr früh von der Mutter weggenommene Junge oder ganz junge Findelkatzen können, da sie kein innerartliches Verhalten lernen konnten, in diese Ängstlichkeit und Unsicherheit geraten.

Besitzer einer Larch-Katze brauchen sehr viel Geduld, um mit ihr zurechtzukommen. Die Katze benötigt Zuneigung, jedoch ohne Bedauern. Mitleid würde ihre Ängstlichkeit nur verschlimmern. Sie neigt auch aus Angst zu Unsauberkeit. Daher ist es wichtig, einen sehr ruhigen Standplatz für ihre Katzentoilette zu finden. Mehr noch, der Besitzer muss seiner Katze anfangs immer wieder in Ruhe vormachen, wie sie ihre Toilette benutzen soll, indem er in der Streu mit den Fingern kratzt. Die Katze beobachtet ihn dabei. Und wenn sie dann näher kommt, darf der Mensch nicht einfach aufstehen, sondern muss ruhig in seiner Position verharren. Sobald die Katze durch Neugierde und Nachahmungstrieb selbst zu scharren beginnt, schaltet sich in den allermeisten Fällen ihr Instinkt ein und sie erledigt ihr Geschäft dort, wo es sein soll. Eine kleine Belohnung danach ist für die Katze eine positive Bestätigung.

Beim Spielen mit ihr muss man darauf achten, sich langsam und ruhig zu bewegen und auch nicht laut zu werden. Ganz wichtig dabei ist, dass die Katze lernt, erfolgreich zu sein. Im Grunde ist es besser, sie lebt allein in einem Haushalt oder man kann sie, bis sie wieder etwas Selbstvertrauen entwickelt, isoliert von den anderen Katzen halten.

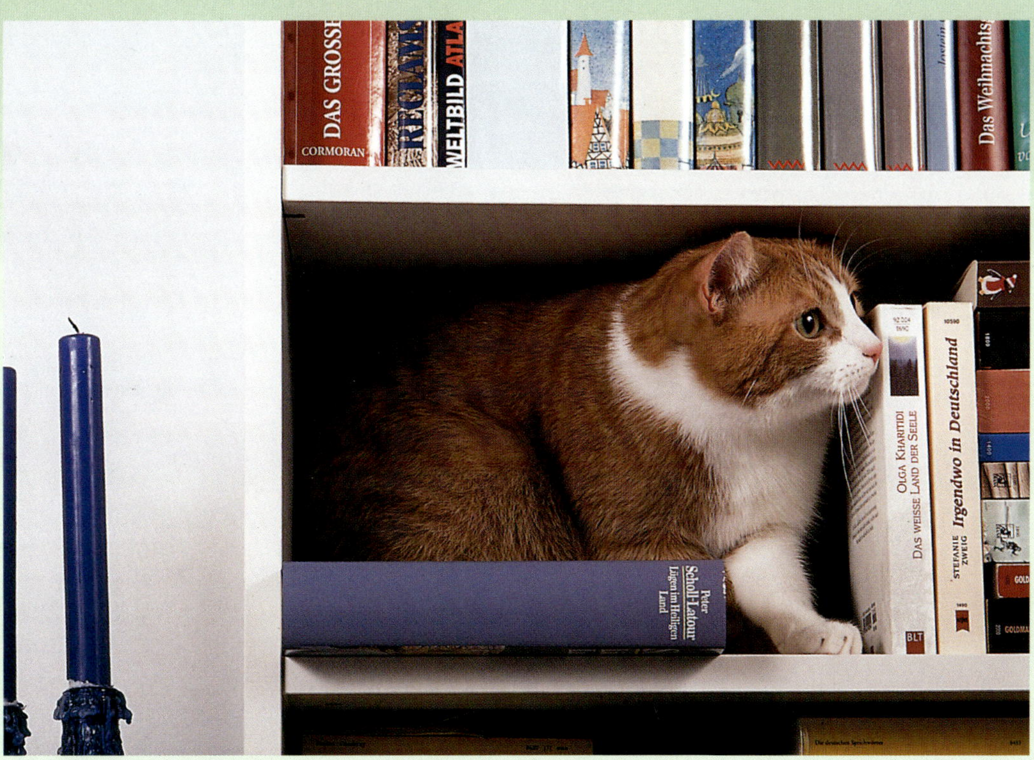

In einer Katzengruppe ist die Larch-Katze sehr schnell das Aschenputtel. Sie leidet, aber wehrt sich nicht. (Foto: U. Schanz)

LARCH

Symptome

- abhängig vom Besitzer
- Abwehrschwäche
- Allergien (Begleittherapie)
- Angst vor Neuem, ungewohnten Situationen
- Angst, Ängste
- Anpassungsschwierigkeiten an Menschen und Artgenossen
- antriebslos
- Apathie (Begleittherapie)
- Asthma (Begleittherapie)
- Augenausdruck: unsicher, hilflos
- bei hormonellen Umstellungen (Begleittherapie)
- bei schweren Verletzungen (Begleittherapie)
- Bindegewebsschwäche (Begleittherapie)
- Blasenschwäche (Begleittherapie)
- extrem ruhig aus Unsicherheit
- fehlende Ausdauer
- fehlende Eigeninitiative
- fehlendes Selbstvertrauen
- fehlendes Vertrauen
- Fieber bei Schwäche (Begleittherapie)
- fördert Genesung
- Fresssucht (Ersatzhandlung)
- geduckte Haltung, Unsicherheit
- geht nicht auf andere zu, weicht aus
- Genesung geht nicht voran
- Hautkrankheiten (Begleittherapie)
- ist schüchtern

LARCH

- kann sich nicht durchsetzen
- kaum Lautäußerungen, miaut wenig
- Kontaktschwierigkeiten
- Konzentrationsschwäche
- krankheitsanfällig
- Labilität, ist labil
- lang andauernde Krankheiten, Verletzungen (Begleittherapie)
- lässt sich alles gefallen
- lässt sich von Artgenossen einschüchtern
- Lernblockaden aus Unsicherheit
- Magen-Darm-Erkrankungen (Begleittherapie)
- mangelndes Zutrauen
- misstrauisch
- mutlos, gibt schnell auf
- nachgiebig
- reißt sich Fell aus (Ersatzhandlung)
- Rekonvaleszenz
- Reserviertheit, zieht sich zurück
- Resignation
- schwächliche Konstitution
- sensibel
- steht Neuem skeptisch gegenüber
- Übergewicht (Begleittherapie)
- ungeschickt
- unsauber, benutzt nicht ihre Katzentoilette
- Unsicherheit, ist unsicher
- Unterwürfigkeit
- Verlangen nach Anerkennung
- verschüchtert
- versteckt sich vor fremden Menschen
- Wirbelsäulenbeschwerden (Begleittherapie)
- wird von anderen beherrscht, wehrt sich nicht
- zögerlich in jeder neuen Situation

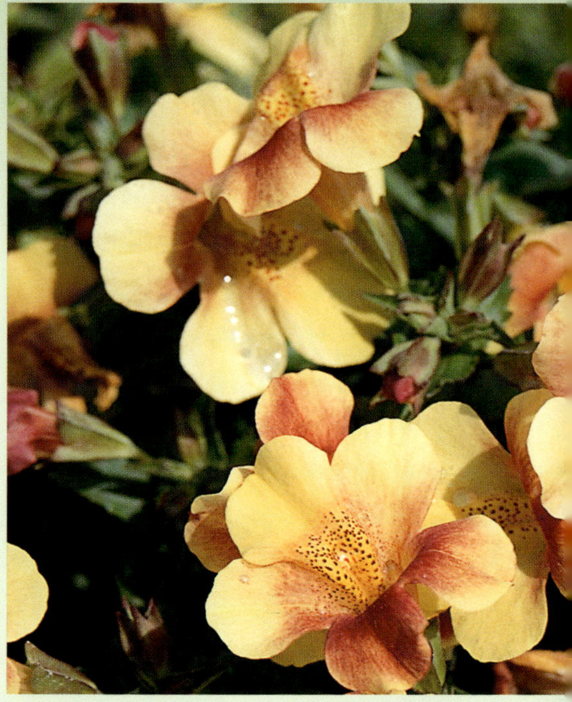

Mimulus – Gefleckte Gaucklerblume (Mimulus guttatus)
Foto: IPO

Mimulus – Gefleckte Gauklerblume – Sicherheitsblüte – Farbe Gelb

Das größte Problem der Mimulus-Katze ist eine so genannte gerichtete Angst, das heißt, sie fürchtet sich vor konkreten Dingen wie bestimmte Personen, Artgenossen, Autofahren, Gewitter, Silvesterknallern und Ähnlichem. Manchmal ist es für den Besitzer schwer nachzuvollziehen, wovor sich seine Katze fürchtet. Bei genauerer und längerer Beobachtung ist der Grund jedoch immer erkennbar und nachvollziehbar.

Gleichzeitig ist die Mimulus-Katze sehr scheu und hat ein schwaches Selbstvertrauen. Ihre Angst lässt sie nervös und skeptisch gegenüber allem Neuen und Ungewohnten werden. Kommt Besuch ins Haus, verschwindet die Katze an eine entlegene Stelle (oft hinter den Schrank) und kommt erst wieder hervor, wenn der Besuch gegangen ist. Auch helles Licht oder laute Geräusche bringen die Mimulus-Katze dazu, sich zu verstecken.

Ein Tierarztbesuch mit ihr kann sehr schwierig werden. Verbindet die Katze ihre Transportbox mit dem Tierarztbesuch und hat sie je schlechte Erfahrungen in einer Tierarztpraxis gemacht, so verschwindet sie und versteckt sich, kaum dass sie ihre Box erblickt., Hier helfen auch keine Leckerbissen oder guten Worte. Die Katze bleibt, wo sie ist – im sicheren Versteck! Versucht ihr Besitzer nun die Katze beispielsweise hinter dem Schrank hervorzuholen, so faucht sie erst einmal heftig. Hat man sie mit viel Glück endlich aus dem Versteck hervorgescheucht, faucht sie weiter und macht oft einen Katzenbuckel, dabei ist der Schwanz wie in einem Bogen nach oben gerichtet und das Fell gesträubt. Nimmt ihr Besitzer sie auf den Arm, um sie in die Transportbox zu stecken, windet sie sich wie eine Schlange. Sie faucht, kratzt und beißt wie wild um sich. Beim Tierarzt angekommen, schreit sie Mitleid erregend.

Hüten Sie sich davor, Ihre Katze zu bedauern. Mitleid ist hier nicht angebracht. Besser ist es, Sie schaffen im Vorfeld bereits eine ruhige Atmosphäre und nehmen Ihrer Katze wenigstens die Angst vor der Box, indem Sie die Angstursache herbeiführen und durch ein langsames, ruhiges, in kleine Segmente zerteiltes Programm mit ihr üben. Locken Sie die Mimulus-Katze über Spiel oder ein Leckerchen heran und setzen Sie sie in die vorbereitete Transportbox, die bereits offen sein sollte. Üben Sie das öfter. Ein kurzer Moment in der Box, vielleicht noch ein Leckerchen, dann lassen Sie die Katze wieder heraus. Sie können auch noch einen Schritt weitergehen und die Katze in der Box zum Auto tragen, ein kurzes Stück mit ihr fahren und nach Hause zurückkehren. Mit ständigem Üben ohne Stress wird es Ihnen bald gelingen, problemlos zum Tierarzt zu kommen. Aber Vorsicht: Zwingen Sie die Katze nicht durch die Übung, es muss alles sehr langsam gehen, sonst lernt sie noch mehr Angst!

Die Mimulus-Katze verknüpft Eindrücke mit Erfahrungen. Sie verträgt zum Beispiel keinen Streit in der Familie, bei dem es laut zugeht und Türen fliegen. Erlebt sie das, verknüpft sie für lange Zeit zufliegende Türen, zum Beispiel durch Zugluft, mit dem früheren Streit und dem Lärm.

Die Mimulus-Katze merkt sich nicht nur, was ihr Angst machte, sie verknüpft auch – zum Beispiel ihre Transportbox mit einem Tierarztbesuch. (Foto: U. Schanz)

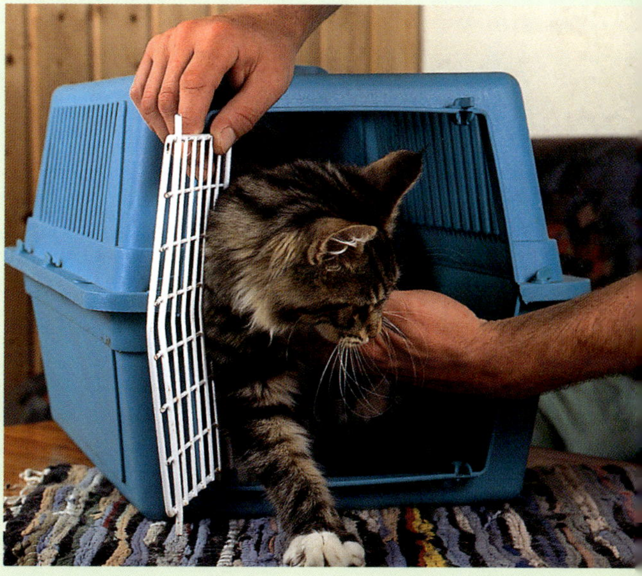

Die Angst der Katze kann auch durch einen erlittenen Unfall ausgelöst werden.

Ist die Mimulus-Katze krank, genießt sie es, verwöhnt zu werden. Sie versucht sogar durch Schauspielerei den Zustand des Verwöhnens noch ein bisschen länger hinauszuzögern. Es gibt aber auch Katzen, die erst nach längerer Krankheit übervorsichtig und ängstlich werden.

MIMULUS

Symptome

- Abneigung gegen Gesellschaft
- Allergien (Begleittherapie)
- Albträume
- anfällig für Infektionskrankheiten (Begleittherapie)
- Angst vor bestimmten Geräuschen, Gegenständen, Menschen
- Angst vor dem Alleinsein
- Angst vor Tierarzt
- Angst, ausgelöst durch Unfall, Trauma
- Ängstlichkeit, Furcht
- Anspannung aus Ängstlichkeit
- Bindehautentzündung (Begleittherapie)
- Blasenentzündung (Begleittherapie)
- Durchfall (Begleittherapie)
- Eifersucht
- empfindlich gegen Lärm und grelles Licht
- Erbrechen (Begleittherapie)
- faucht bei Angst
- fehlendes Zutrauen
- fördert Genesung
- furchtsam
- geschwächtes Immunsystem (Begleittherapie)
- Gewitterangst
- Hauterkrankungen (Begleittherapie)
- hektisch aus Angst
- Herzrhythmusstörungen (Begleittherapie)
- ist schüchtern, scheu
- Kontaktschwierigkeiten
- Konzentrationsschwierigkeiten
- Krämpfe, durch Angst (Begleittherapie)
- Krankheitsanfällig
- Lärmphobie
- Lebererkrankungen (Begleittherapie)
- liebebedürftig, sucht Nähe und Wärme des Besitzers
- Magen-Darm-Erkrankungen (Begleittherapie)
- meidet Artgenossen
- miaut, maunzt und jammert vor Angst
- Misstrauen, ist misstrauisch
- Nervosität, ist nervös
- Rekonvaleszenz
- Schilddrüsenüberfunktion (Begleittherapie)
- schmerzempfindlich
- schreckhaft durch Geräusche, verkriecht sich sofort
- schwache Konstitution
- sensibel
- unruhig
- Unsauberkeit, benutzt Katzentoilette nicht bei Angstsituation
- verkriecht sich bei angsteinflößenden Situationen
- Verstopfung (Begleittherapie)
- wehleidig
- will sich nicht bürsten lassen, Angst
- zieht sich schnell zurück
- zu wenig Selbstvertrauen

Mustard – Wilder Senf – Lichtblüte – Farbe Türkis

Die Mustard-Katze ist gekennzeichnet durch ihre wechselnden Stimmungen. Wir Menschen sagen dazu: himmelhoch jauchzend, zu Tode betrübt. Einen Tag frisst diese Katze mit Begeisterung ihr Futter, am nächsten Tag frisst sie gar nichts. Es steckt jedoch nachweislich keine Erkrankung dahinter. Genauso verhält sie sich beim Spiel: Einmal ist sie begeistert dabei, am nächsten Tag schaut sie nur traurig und lässt sich zu keinem Spiel animieren. Sie schleicht durch die Wohnung, der Schwanz hängt nach unten und der Kopf ist leicht gesenkt. Man sieht ihr die Lustlosigkeit richtig an. Auch auf Streicheleinheiten legt sie in dieser Stimmung keinen Wert, nimmt man sie trotzdem auf den Arm, um sie zu streicheln, fährt sie die Krallen aus. Sie schläft in dieser Stimmung sehr viel, und manchmal kann man sie dabei ertappen, wie sie sich selbst beknabbert, ihr Verhalten hat nichts mehr mit normalem Putzen zu tun.

Es gibt einfach keinen erkennbaren Grund für diese wirklich krassen Gemütsschwankungen. Die Katze benötigt jetzt die Zuneigung, Geduld und Zeit ihres Besitzers, um aus ihrer Niedergeschlagenheit herauszukommen. Sollten die Stimmungsschwankungen jedoch zu lange anhalten oder zu häufig auftreten, ist es notwendig, sich Gedanken über die Ursache zu machen. Vielleicht liegt der Auslöser dafür in einer nicht artgerechten Haltung oder die Mustard-Katze hat schlimme Erlebnisse durchgemacht, bevor sie zu ihrem jetzigen Besitzer kam. Ein längerer Tierheimaufenthalt kann unter Umständen auch zu solchen Stimmungsschwankungen führen.

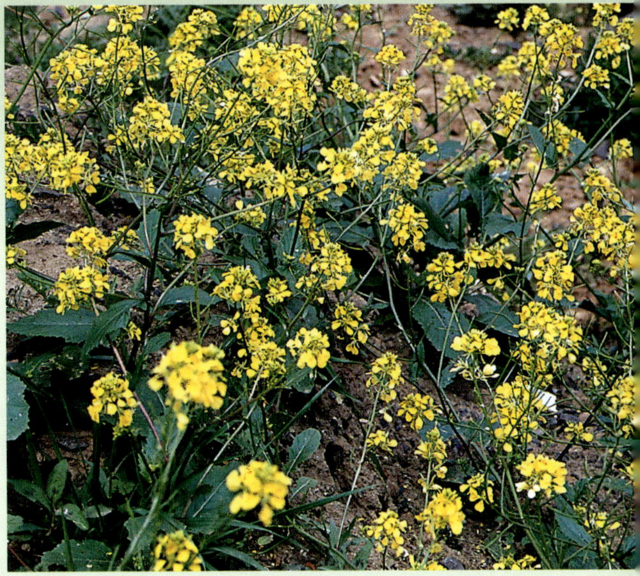

Mustard – Wilder Senf (Sinapis arvensis)
Foto: IPO

Ihre Stimmungsschwankungen schlagen der Mustard-Katze auch auf den Appetit. (Foto: U. Schanz)

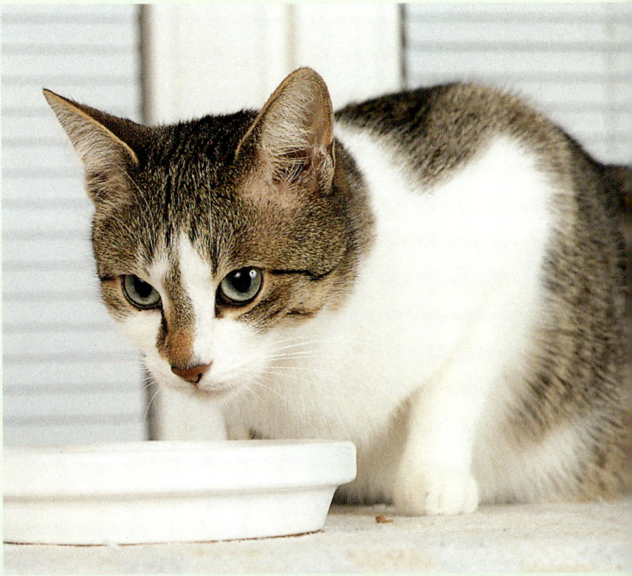

Mit Mustard kann man der Katze helfen, damit ihre traurigen Stimmungsphasen durch längere Gabe des Mittels seltener bis nie mehr auftreten.

MUSTARD

Symptome

- akute Erkrankungen (Begleittherapie)
- Allergien durch nicht artgerechte Haltung (Begleittherapie)
- anfällig für Krankheiten
- Antriebslosigkeit
- Appetitlosigkeit
- Automutilation, Selbstverstümmelung
- bei Besitzerwechsel
- beißt sich Fell aus
- benagt ohne Grund immer wieder die gleiche Körperstelle, bis sie blutet
- bewegt sich langsam, schleichend
- Bewegungsunlust
- erhöhtes Schlafbedürfnis
- fehlende Motivation
- Herzerkrankungen (Begleittherapie)
- Interesselosigkeit
- ist passiv, phlegmatisch
- Katzenschnupfen (Begleittherapie)
- keine Vitalität
- Kontaktschwierigkeiten
- Krankheiten, plötzlich auftretend (Begleittherapie)
- labiler Gemütszustand
- lässt sich nicht anfassen
- launisch
- Lebererkrankungen (Begleittherapie)
- mangelndes Interesse
- periodisch auftretende Antriebsschwäche
- phlegmatisch
- Reserviertheit
- Schilddrüsenunterfunktion (Begleittherapie)
- selbstzerstörerisch, benagt sich selbst
- Stimmungsschwankungen
- Trägheit
- Verstopfung (Begleittherapie)
- völlige Bewegungsunlust
- wetterfühlig
- will ihre Ruhe haben, faucht
- wirkt abwesend
- wirkt niedergeschlagen

Oak – Eiche – Entspannungsblüte – Farbe Orange

Die Oak-Katze ist extrem ausdauernd und zäh. Sie zeigt nicht an, wann sie erschöpft ist und dringend Ruhe benötigen würde. Ihr Durchhaltevermögen ist enorm groß. Auch bei Krankheit oder in der Genesungsphase nach schweren Erkrankungen kann man diese Katze immer wieder zum Spiel animieren. Sie strolcht ständig durch die Wohnung, beobachtet alles, läuft ihrem Besitzer interessiert hinterher und springt viel umher. Selbst wenn man bereits deutlich sieht, dass die Oak-Katze Ruhe benötigt, ist sie in ihrer Aktivität nicht zu bremsen.

Sie strahlt sehr viel Selbstvertrauen aus und beginnt keinen Streit. Allerdings lässt sie sich von einer anderen Katze auch nicht provozieren. Dann teilt sie schon mal Pfotenhiebe aus, faucht und beißt auch, wenn es sein muss. Zieht sich die andere Katze zurück, lässt es die Oak-Katze dabei bewenden, sie läuft nicht hinterher, um weiter zu streiten oder zu kämpfen.

Ein Paradebeispiel für Oak ist die Kätzin, die ihre Jungen unter widrigen Umständen aufzieht. Ist es eine ausgesetzte Katze, die auch noch träch-

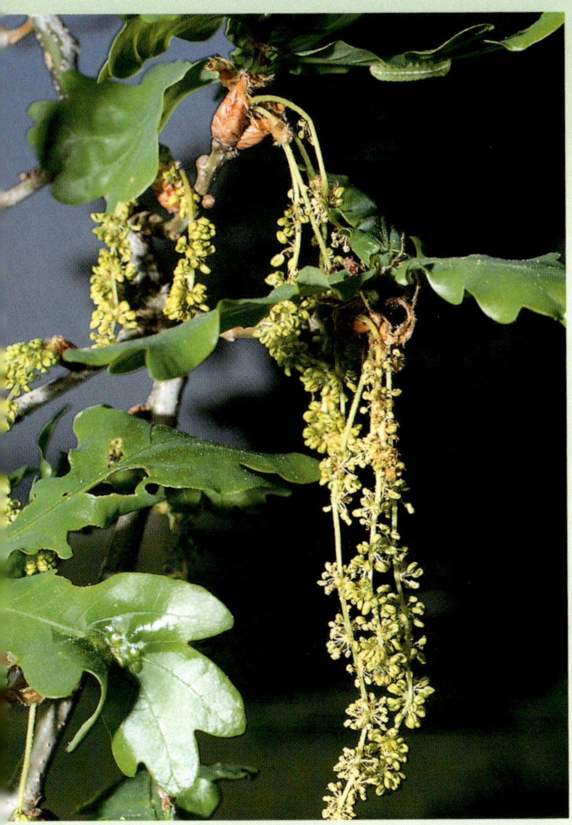

Oak – Eiche (Quercus robu)
Foto: Dr. Aichele

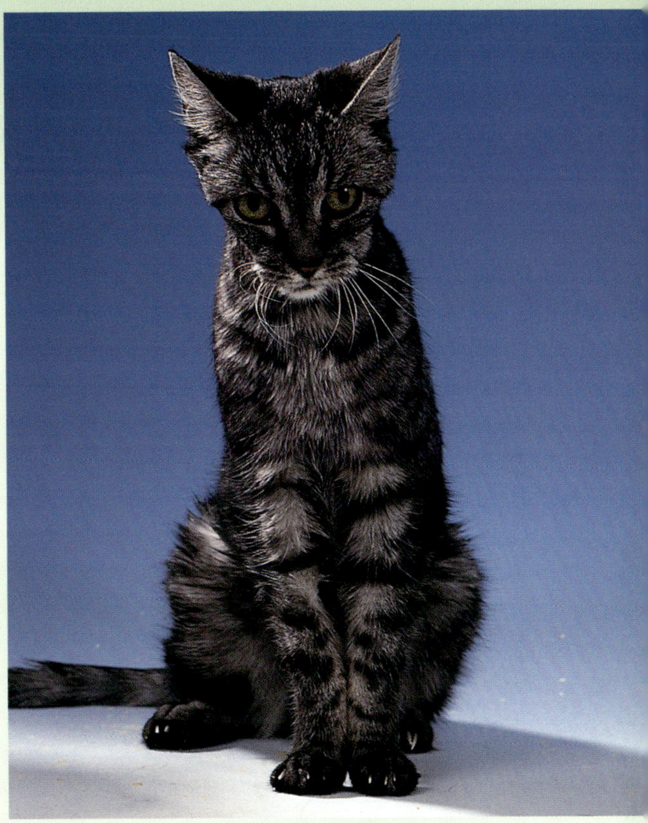

Eine Oak-Katze gönnt sich keine Ruhe, auch wenn sie krank oder erschöpft ist. Sie kann nicht „runterschalten“. (Foto: U. Schanz)

tig ist, so sucht sie sich einen sicheren Platz, um ihre Jungen zur Welt zu bringen, geht auf die Jagd nach Nahrung, oft ohne Erfolg, und rafft ihre letzten Kräfte zusammen, damit noch genügend Milch für die Jungen vorhanden ist. Sie selbst magert dabei sehr stark ab. Später beschafft sie für ihre Kitten auch noch feste Nahrung. Sie gibt nicht auf.

Ein weiteres Beispiel ist eine Katze, die weiter entfernt von ihrem Zuhause verletzt wurde und sich trotz schwerer Verletzungen nach Hause schleppt. Sie schafft es auch, obwohl sie kaum noch Kraft besitzt. Ihre Zähigkeit ist bewundernswert.

Da die Oak-Katze mit ihren Kräften nicht haushält, kann es gerade deshalb zu schweren Erkrankungen kommen. Die Energiespeicher des Organismus können sich kaum regenerieren. Man merkt der Katze erst sehr spät an, dass sie regelrecht ausgelaugt ist. Dadurch kann es zu einem völligen körperlichen Zusammenbruch kommen. Krankheiten oder beginnende Schwächezustände lässt sich die Katze nicht anmerken. Von sich aus schont sie sich nicht. Darin ist sie ähnlich wie die Agrimony-Katze. Man übersieht auch bei der Oak-Katze sehr leicht den Schweregrad einer Erkrankung. Es ist bei ihr wichtig, dass ihr Besitzer sie bremst!

OAK

Symptome

- Altersbeschwerden (Begleittherapie)
- Anämie (Begleittherapie)
- Anspannung
- Arthritis, Arthrose (Begleittherapie)
- Augenerkrankungen (Begleittherapie)
- ausgelaugt
- Bandscheibenvorfall (Begleittherapie)
- bei langwieriger, schwerer Krankheit (Begleittherapie)
- Bewegungsunlust durch Verspannung der Muskulatur
- braucht immer eine Beschäftigung
- Brüche (Begleittherapie, um zur Ruhe zu kommen)
- chronische Krankheiten, neigt zu Rückfällen (Begleittherapie)
- Deckschwäche, zu häufig gedeckt
- eigensinnig
- erschöpft, macht trotzdem weiter
- Erschöpfung
- fehlende Entspannung
- fehlende Kraft
- gönnt sich keine Ruhe
- Husten (Begleittherapie)
- hyperaktiv
- Knochenprobleme (Begleittherapie)
- körperlich überanstrengt
- Langeweile (Umstände und Haltungsbedingungen ändern!)
- launisch im Alter, kann nicht mehr so aktiv sein wie früher
- Magenschleimhautentzündung (Begleittherapie)
- Muskeldegeneration, -schwund (Begleittherapie)
- Muskelverspannungen (Begleittherapie)
- mutet sich trotz Krankheit zu viel zu

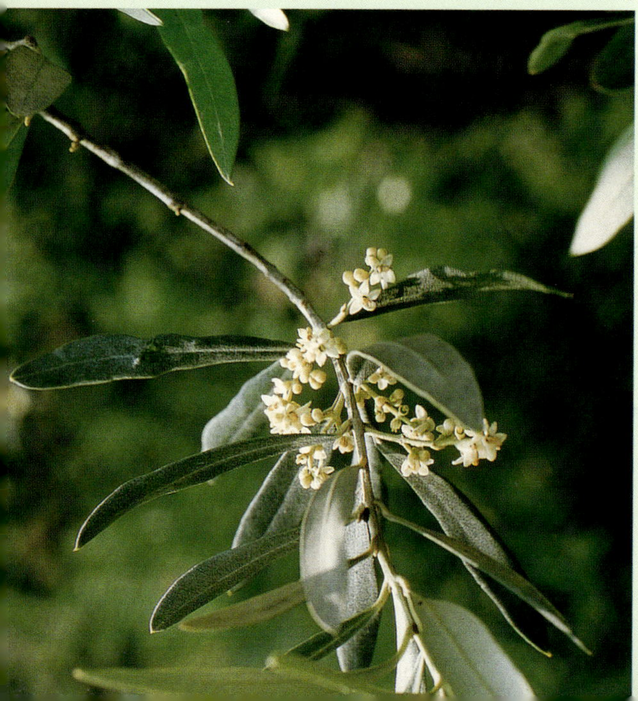

Olive – Olive (Olea europaea)
Foto: Andreas Bock, Institut für Bachblütentherapie

Olive – Olive – Genesungsblüte – Farbe Türkis

Die Olive-Katze ist müde, antriebslos bis apathisch, hat keine Energie mehr und schläft sehr viel. Sie ist nicht mehr zu motivieren und lässt alles klaglos mit sich geschehen.

Jede Katze kann einmal an die Grenzen ihrer Belastbarkeit gelangen. Beispiele gibt es dafür genug – eine sehr schwere und lange Krankheit, nach einer schweren Geburt, nach einer Operation und Ähnliches. Häufig reagiert die Katze mit Appetitlosigkeit, sie will nichts fressen. Zwingen Sie ihre Katze nicht zum Fres-

- Nervosität, ist nervös
- Resignation
- Schilddrüsenüberfunktion (Begleittherapie)
- schwaches Bindegewebe (Begleittherapie)
- Schwerhörigkeit, Taubheit (Begleittherapie)
- starker Bewegungs- und Beschäftigungsdrang
- steifer Gang, steife Gelenke
- übertriebene Begeisterung
- vermisst alte Gewohnheiten (früher Freigänger)
- Verspannungen (Begleittherapie)
- Verstopfung (Begleittherapie)
- Wirbelsäulenbeschwerden (Begleittherapie)
- Zahnfleischbeschwerden (Begleittherapie)
- zu temperamentvoll
- Zusammenbruch durch Überlastung, Überanstrengung (Begleittherapie)

sen. Futter verdauen bedeutet für den Organismus Energieverbrauch, doch die Olive-Katze besitzt momentan keine Energiereserven. Fressen würde die Katze noch mehr schwächen. Allerdings darf das nicht zu lange andauern. Die Flüssigkeitsaufnahme ist jetzt das Allerwichtigste! Bei Wasserverweigerung sollte man dringend den Tierarzt aufsuchen, um einer Austrocknung des Organismus entgegenwirken zu können.

Die Katze braucht in dieser Phase dringend Ruhe. Anstrengungen oder gar Spielen ist nichts für sie. Die Olive-Katze zieht sich bei Krankheit oder Schwäche sowieso gern zurück.

Seelische Traumen können hier ebenfalls als Auslöser gesehen werden. Hierzu gehört zum Beispiel häufiger Besitzerwechsel, den die Katze erdulden musste, oder schlechte Behandlung sowie Vernachlässigung der Katze. Dadurch sinkt sie sehr leicht in Apathie und Energie-

Die Olive-Katze ist ein sensibles Tier an der Grenze seiner körperlichen und/oder seelischen Belastbarkeit. (Foto: U. Schanz)

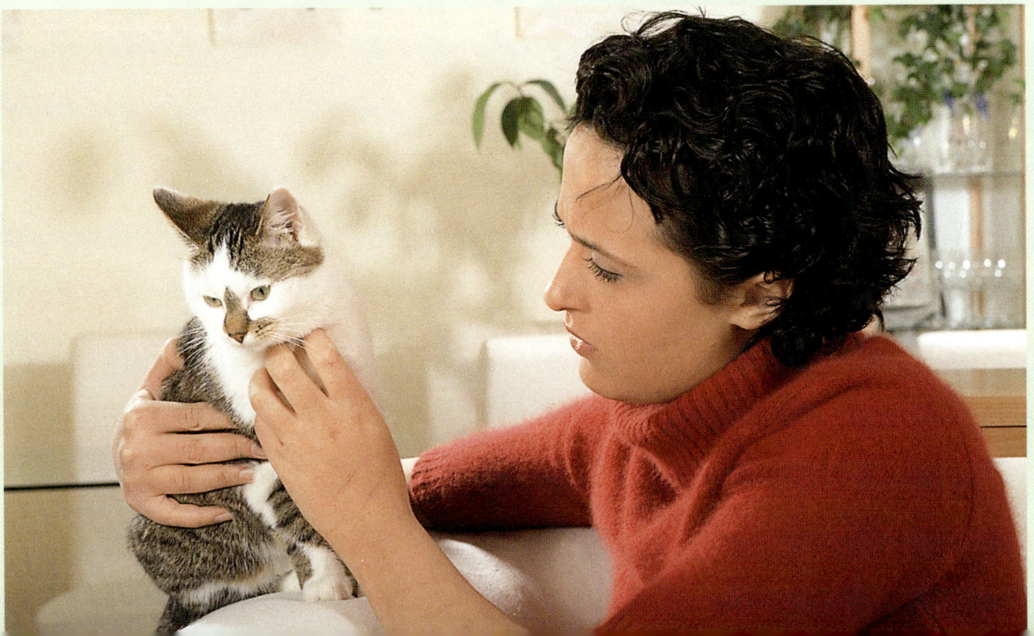

losigkeit ab. Auch eine Geburt mit nachfolgender Appetitlosigkeit zählt zum Olive-Bild. Anfällig für diese starke Energielosigkeit ist eher die labile und sensible Katze als ein kräftiges und robustes Tier.

Olive ist eine wichtige Blüte in der Rekonvaleszenz. Gönnen Sie Ihrer Katze einfach bei Krankheit oder bei Schwächezuständen das Wichtigste, die Erholungsphase. Mit Hornbeam und Olive kann man der Katze unterstützend weiterhelfen.

OLIVE

Symptome
- abgeschlagen, ausgelaugt
- Abmagerung (Ursache abklären!)
- Abwehrschwäche, unterstützt Immunsystem (Begleittherapie)
- alle Energiereserven sind verbraucht
- allgemein geschwächt, seelisch wie körperlich
- Anämie (Begleittherapie)
- anfällig für Infektionskrankheiten (Begleittherapie)
- angeborene Schwäche des Bewegungsapparates
- Antriebsschwäche
- Apathie (Begleittherapie)
- Appetitlosigkeit
- Arthritis, Arthrose (Begleittherapie)
- Atemwegserkrankungen (Begleittherapie)
- Augenausdruck: hoffnungslos
- Bewegungsunlust
- Bindegewebsschwäche (Begleittherapie)
- chronische Erkrankungen (Begleittherapie)
- Deckschwäche
- Durchfall (Begleittherapie)
- Energielosigkeit
- Entkräftung, zum Beispiel durch Blutverlust, Durchfall, Säugen von Jungen (Begleittherapie)
- erhöhtes Schlafbedürfnis
- Erschöpfung, Reserven aufgebraucht
- Erschöpfungszustände (Begleittherapie)
- fehlende körperliche Kraft
- fehlende Muskelkraft (Begleittherapie)
- fehlende Vitalität
- Fieber bei Schwäche (Begleittherapie)
- frisst nicht aus Erschöpfung
- Geburt – bei totaler Erschöpfung (Begleittherapie)
- Gelenkschwäche (Begleittherapie)
- geschwächtes Immunsystem
- Gestörte Leber- oder Nierenfunktion (Begleittherapie)
- Haarausfall (Ursache abklären! Begleittherapie)
- Herzerkrankungen (Begleittherapie)
- körperlicher Zusammenbruch (Begleittherapie)
- Kraftlosigkeit
- krankheitsanfällig
- lang andauernde, schwächende Geburt (Begleittherapie)
- Mangelerscheinungen nach Fehlernährung (Futter unbedingt ändern! Begleittherapie)
- Muskeldegeneration (Begleittherapie)
- nach langer, schwerer Krankheit
- nach schweren Blutverlusten (Begleittherapie)
- Nierenerkrankungen, gestörte Funktion (Begleittherapie)

OLIVE

- regt Selbstheilungskräfte an
- Rekonvaleszenz
- Resignation, Katze lässt alles mit sich machen
- Schilddrüsenunterfunktion (Begleittherapie)
- schlecht heilende Wunden (Begleittherapie)
- Schwäche (Begleittherapie)
- Sehnenschwäche (Begleittherapie)
- Überanstrengung (oft bei Freigängern)
- Untergewicht (Begleittherapie)
- vor und nach Operationen (Begleittherapie)
- zieht sich zurück
- zur Stärkung des gesamten Organismus, Sehnen, Bänder und Gelenke (Begleittherapie)

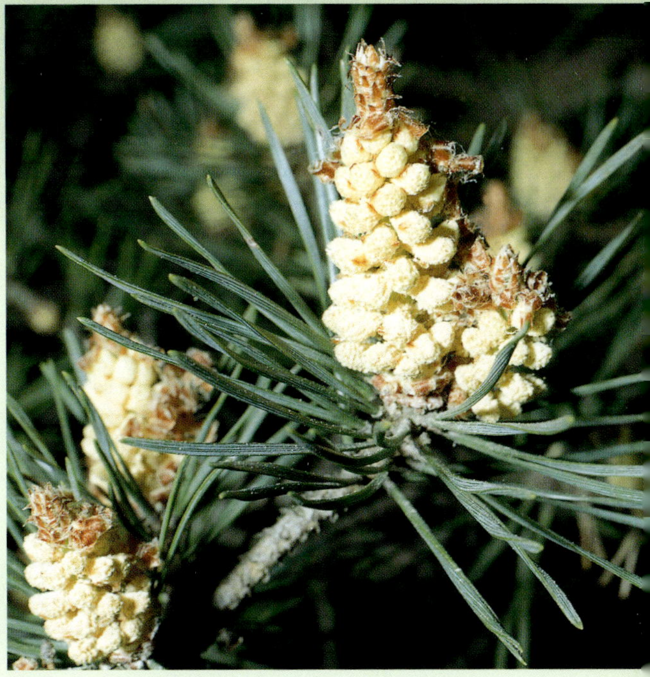

Pine – Gemeine Kiefer (Pinus sylvestris)
Foto: Dr. Aichele

Pine – Schottische Kiefer – Selbstachtungsblüte – Farbe Orange

Die Pine-Katze gibt einem Menschen das Gefühl, als erwarte sie ständig Tadel oder Strafe. Ihre Körperhaltung zeigt Unsicherheit, Angst und Unterwürfigkeit. Der Schwanz ist meist zwischen den Hinterbeinen eingezogen, den Kopf hält sie gesenkt, die Schnurrhaare liegen eng beieinander und sind dicht am Gesicht angelegt. Eine entspannte und gerade Rückenlinie ist selten zu sehen.

Wird die Pine-Katze getadelt oder mit einer etwas lauteren Stimme angesprochen, verzieht sie sich sofort mit gesenktem Kopf unter den Schrank oder an eine andere dunkle, schlecht zugängliche Stelle im Haus. Als Besitzer mehrerer Katzen verdächtigt man leicht die Pine-Katze, wenn beispielsweise Tapeten, Wände und Türen zerkratzt sind oder eine Pfütze auf dem Teppich gefunden wird. Durch ihre Körperhaltung lässt die Pine-Katze den Besitzer glauben, sie sei die Übeltäterin, auch wenn sie völlig unschuldig ist.

Längere Zeit alleine bleiben will die Pine-Katze nicht. Dabei kann es schon vorkommen, dass sie heftig schreit oder mit Unsauberkeit reagiert.

Mit Artgenossen hat es diese Katze mit ihrem schwach ausgeprägten Selbstbewusstsein nicht leicht. Sie wird leider allzu gerne als potenzielles Opfer angenommen, angegriffen und unterdrückt. Ursache dafür kann eine zu frühe Trennung oder Verlust von der Mutter sein. Solche Tiere entwickeln oftmals kein Selbstvertrauen. Die Katzensprache ist ihnen nicht gut genug bekannt und

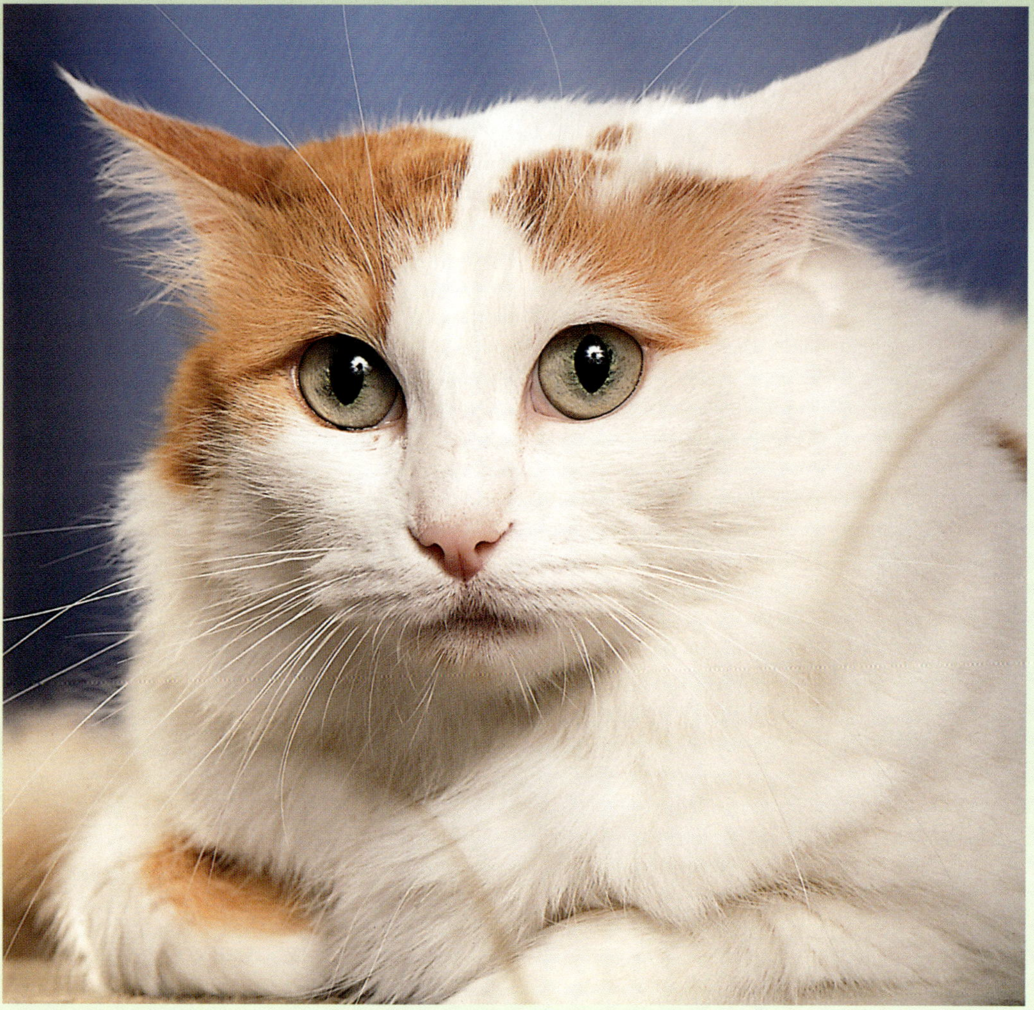

Typisch für eine Pine-Katze ist dieser „Bitte, tu mir nichts"-Blick. (Foto: U. Schanz)

viele Dinge, die sie normalerweise von ihrer Mutter lernen müssen, fehlen.

Im allerschlimmsten Fall zeigt die Pine-Katze starke Unsauberkeit (besonders als Wohnungskatze), jedoch nicht aus Protest, sondern weil sie es nicht gelernt hat, die Katzentoilette zu benutzen. Man sollte ihr geduldig immer wieder zeigen, wo ihre Toilette steht, und auch darin scharren, damit die Katze begreifen kann, was man von ihr will. Beim Spielen ist die Pine-Katze eher vorsichtig und zurückhaltend. Sie ist ein ausgesprochenes Sensibelchen und lebt ihr Temperament aus Angst und Unsicherheit nicht voll aus. Sie genießt jedoch jede Art von freundlicher Aufmerksamkeit. Streicheleinheiten, Ruhe und Geborgenheit benötigt sie auch dringend.

PINE

Symptome

- Allergien (Begleittherapie)
- Ängstlichkeit
- Angst vor Bestrafung
- Anspannung
- Arthritis, Arthrose (Begleittherapie)
- Augenausdruck: hilflos und unsicher
- Autoimmunerkrankungen (Begleittherapie)
- bei lauten Stimmen – verkriecht sich
- beißt sich Fell aus (Ersatzhandlung)
- Blasenstörung (Begleittherapie)
- chronische Bronchitis (Begleittherapie)
- empfindlich
- Erschöpfung
- fehlende Selbstachtung
- fehlendes Vertrauen nach schlechter Erfahrung
- fehlendes Zutrauen, Vertrauen
- geduckte Körperhaltung
- Gelenkschwäche (Begleittherapie)
- Juckreiz (Begleittherapie)
- lässt sich alles gefallen
- lässt sich von Artgenossen unterdrücken
- macht schuldbewussten Eindruck
- mangelndes Selbstvertrauen
- mutlos
- nach überstandener Misshandlung
- ordnet sich sofort unter
- Protestpinkeln
- scheu, schüchtern
- Schreckhaftigkeit
- Selbstverstümmelung
- sucht Aufmerksamkeit
- überempfindlich gegen laute Stimme, Tadel
- Unsauberkeit
- Unsicherheit
- unterwürfige Körperhaltung
- versteckt sich ständig
- Wirbelsäulenbeschwerden (Begleittherapie)
- wurde zu streng erzogen oder behandelt
- Zerstörungswut
- zuckt bei jedem Geräusch zusammen oder flüchtet

Wenn diese Katze Fehler macht (zum Beispiel Kratzen an den Möbeln), muss man ihr immer wieder zeigen, woran sie kratzen darf. Schimpfen und Strafe sind der falsche Weg. Falls doch einmal eine Bestrafung erfolgt, darf die Katze auf keinen Fall ihren Besitzer damit in Verbindung bringen, sonst geht der letzte Rest von Vertrauen verloren. Aber mit viel Geduld und Ruhe gewinnt die Katze durchaus an Selbstvertrauen und Sicherheit.

Red Chestnut – Rote Kastanie – Abnabelungsblüte – Farbe Gelb

Die Red-Chestnut-Katze zeigt ein übertrieben beschützendes Verhalten. Am deutlichsten wird das bei einer Kätzin, die gerade Junge versorgt. Sie bewacht sie argwöhnisch und verlässt nicht einmal das Nest, um Futter aufzunehmen; man muss das Futter zu ihr bringen. Sie faucht und knurrt Menschen an, die sich ihren Jungen

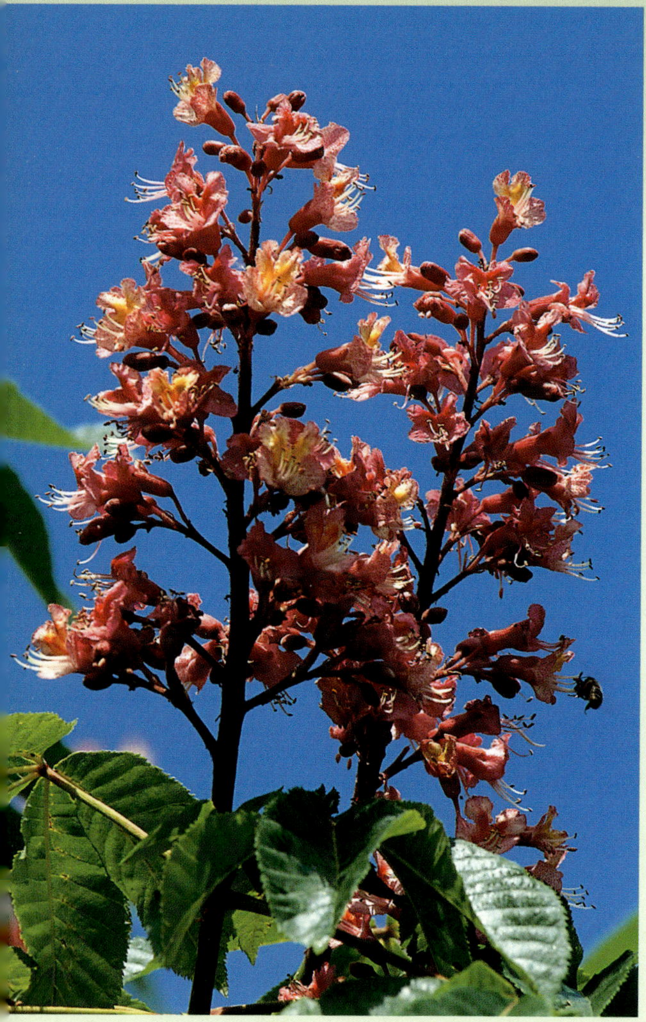

Red-Chestnut – Rote Kastanie (Aesculus Carnea)
Foto: IPO

nähern wollen, manchmal sogar den eigenen Besitzer. Wer sich dennoch heranwagt, bekommt die Krallen zu spüren und kann auch heftig gebissen werden.

Die Red-Chestnut-Katze pflegt auch eine sehr innige und feste Bindung zu einem Menschen oder zu einem anderen Tier. Das kann eine Katze, aber genauso gut ein Hund sein. Ihre Freunde verteidigt diese Katze wie ein Wachhund: Nähert sich beispielsweise eine der Katze unbekannte Person ihrer Bezugsperson, faucht und knurrt sie mit gesträubtem Fell; und wenn das erfolglos bleibt, attackiert sie die vermeintliche Bedrohung. Sie fährt ihre Krallen aus und beißt.

Wenn ihre Bezugsperson das Haus verlässt, läuft diese Katze unruhig und suchend umher und maunzt dabei kläglich, auch wenn noch andere Familienmitglieder daheim sind. Der Rest der Familie interessiert die Katze nicht. Sogar das schönste Spiel ignoriert die Red-Chestnut-Katze in dieser Situation. Ist ihre Bezugsperson längere Zeit abwesend, kann es bei ihr bis zur Futterverweigerung kommen.

Lebt die Katze in einem Haushalt mit geregeltem Tagesablauf, kommt also ihre Bezugsperson immer pünktlich zur selben Zeit nach Hause, so ist die Katze kurz vor dem Zeitpunkt der Heimkehr sehr aufgeregt, läuft hin und her und miaut laut. Ihr Schwanz ist dabei hoch erhoben und die Spitze zeigt senkrecht nach oben und ihre Ohren sind gespitzt. Ist ihr Mensch dann zu Hause, fordert sie ziemlich aufdringlich ihre Streicheleinheiten; liegt sie erst einmal auf dem Schoß, schnurrt sie zufrieden macht es sich hartnäckig bequem und genießt die Zuwendung.

Hinter diesem Verhalten steckt Verlustangst. Diese Tiere haben bereits Verluste erlebt und nicht verkraftet. Das erste einschneidende Erlebnis kann die Trennung von der Mutter gewesen sein. Möglicherweise fand die Trennung auch noch zu früh statt. Daraus kann sich dann Angst vor weiteren Verlusten entwickeln, und als Reaktion darauf kann dann übermäßiges Beschützerverhalten entstehen.

RED CHESTNUT

Symptome

- abhängig von Bezugsperson
- Aggressionen
- Angst vor dem Alleinsein
- ängstlich
- anhänglich
- Atemwegserkrankungen (Begleittherapie)
- ausgeprägtes Beschützerverhalten
- bei allen Folgezuständen von Stress
- beißt und kratzt schnell bei vermeintlicher Bedrohung eines Tierkameraden oder der Bezugsperson
- empfindlich
- Erschöpfung
- faucht auch Partner der Bezugsperson an
- fehlende Gelassenheit
- Fresssucht (Ersatzhandlung)
- gieriger Fresser
- Herzerkrankungen (Begleittherapie)
- Katzenmutter lässt Fremde oder Besitzer nicht an ihre Kitten
- Katzenmutter trägt Junge ständig in ein neues Versteck
- kann nicht allein sein, jammert, maunzt und schreit
- nervöse Unruhe
- Rheuma (Begleittherapie)
- ruhelos
- Scheinträchtigkeit (Begleittherapie)
- Schlaflosigkeit
- sucht Zuneigung
- Überfürsorglichkeit
- Übergewicht (Begleittherapie)
- Unruhezustände

Ihre Jungen oder ihre besten Freunde verteidigt die Red-Chestnut-Katze wie eine Löwin. (Foto: U. Schanz)

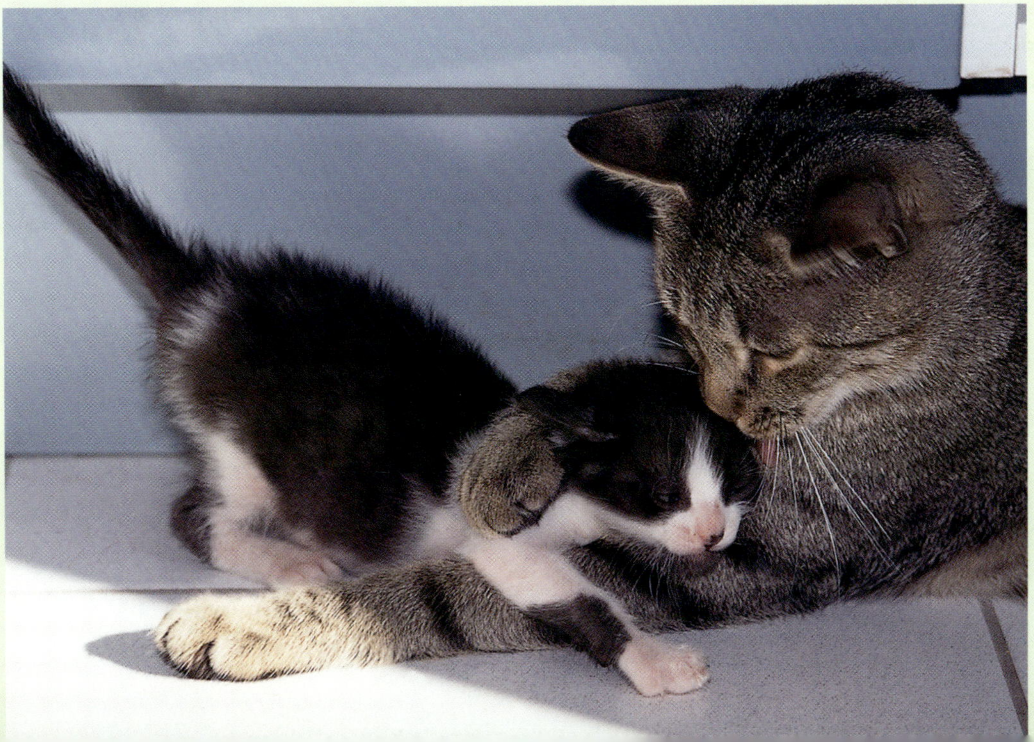

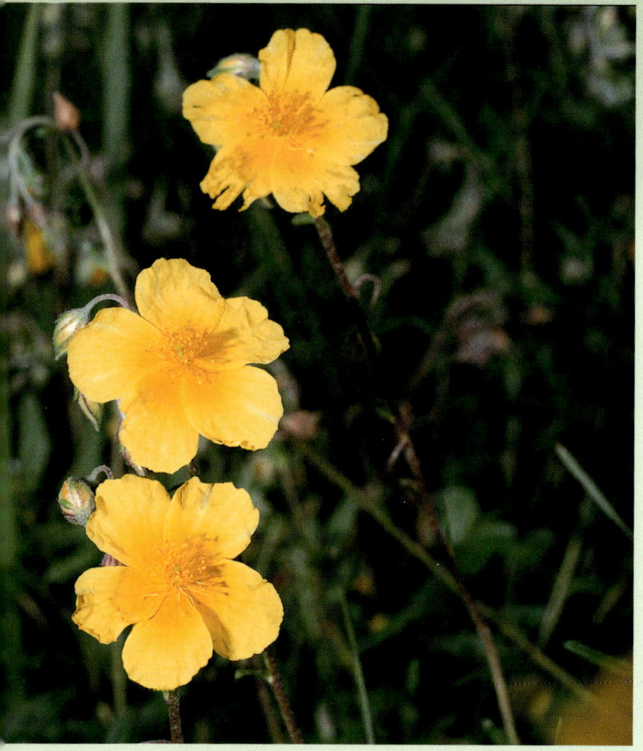

Rock-Rose – Gelbes Sonnenrößchen
(Helianthenum nummularium)
Foto: Dr. Aichele

Rock Rose – Gelbes Sonnenröschen – Friedensblüte – Farbe Gelb

Die Rock-Rose-Katze ist in ihrem Wesen ängstlich und instabil und reagiert schnell panisch. Sie hat sehr schnell vor Unbekanntem Angst, sogar extreme Angst. Möglicherweise wuchs die Katze sehr isoliert auf und konnte dadurch normale Alltagsgeräusche nicht kennen lernen. Auch Katzen, die längere Jahre auf einem abgeschiedenen Bauernhof lebten, haben nach einem Wechsel in die Stadt enorme Probleme mit der Geräuschkulisse, die sich hier bietet. Die Rock-Rose-Katze gerät dabei richtig in Panik. Sie ist völlig desorientiert. Hat sie auch noch die Möglichkeit zur Flucht durch ein offen stehendes Fenster oder eine offene Tür, ist das Chaos vorprogrammiert. Geschieht das Ganze an einer dicht befahrenen Strasse, rennt sie in ihrer Panik blindlings zwischen fahrenden Autos hindurch.

Aber auch weniger gefährliche Dinge bringen die Rock-Rose-Katze aus der Fassung. Kommt Besuch ins Haus, so kann die Katze auf zweierlei Weise reagieren: entweder in Panik davonlaufen oder wie gelähmt vor Angst stehen bleiben. Ihre Ohren sind in dieser Situation flach zur Seite gelegt, der Schwanz ist gesenkt und mit einem leichten Buckel steht sie einfach starr da. Ihre Augen zeigen ebenfalls Panik an. Die Rock-Rose-Katze in dieser Situation anzufassen ist fast unmöglich. Sie kratzt, faucht und ist auch bereit zu beißen. Ja, sogar spucken kann sie in solchen Momenten.

Das für sie negative Erlebnis prägt sich fest ein. Ist die Katze erneut dieser Situation ausgesetzt, reagiert sie, statt gelassener zu sein, noch heftiger mit Panik. Es ist keine berechenbare Verhaltensweise bei der Rock-Rose-Katze zu erwarten.

Für diese Katze sind viele, selbst kleine unvorhersehbare Ereignisse furchteinflößend. Es ist wichtig, sie sehr langsam und behutsam an neue, ungewöhnliche Situationen heranzuführen. Es sollte eine Stelle im Haus geben, an die sie sich jederzeit zurückziehen kann und wo sie sich sicher fühlt. Hierzu bietet sich eine kleine Stoffhöhle an einem ruhigen Plätzchen in der Wohnung an. Es genügt eine kleine Höhle, in die sie gerade noch hineinpasst. Das vermittelt ihr Sicherheit und Schutz.

Situationen, die ein derartiges Verhalten bei einer labilen Katze hervorrufen können, sind unter anderem Unfälle, schwere Stürze, Schock sowie schwere seelische oder körperliche Misshandlungen. Nach Unfällen, Bewusstlosigkeit oder Schock sollte man unbedingt Rock Rose oder die Notfalltropfen geben. Rock Rose ist ein Bestandteil der Notfalltropfen. Ständige, dumpfe Schmerzen können eine Katze ebenfalls überempfindlich werden lassen und in extreme Angstzustände versetzen.

Ihre ganz private Höhle, in der sie sich sicher fühlt, ist für die Rock-Rose-Katze wichtig. (Foto: IPO)

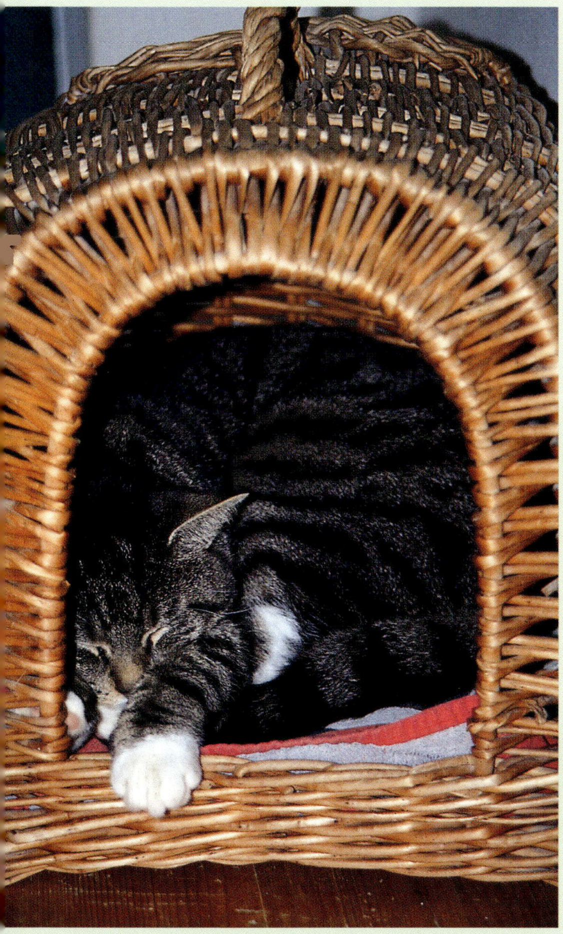

Symptome

- Aggressionen aus Panik
- akute Angst
- allergische Schockreaktionen, zum Beispiel nach Insektenstichen (Begleittherapie)
- Albträume
- Angst vor dem Festgehaltenwerden, auch beim Tierarzt
- Arthritis, Arthrose (Begleittherapie)
- Asthma (Begleittherapie)
- Augenausdruck: weit aufgerissen, panisch
- bei plötzlicher Krankheit (Begleittherapie)
- bei Unfällen aller Art (Begleittherapie)
- beim Autofahren – Erbrechen, Panik
- beißt aus Angst, Panik
- Bewusstseinsstörung (Begleittherapie)
- blankes Entsetzen
- Blutungen – bis zum Eintreffen beim Tierarzt (Begleittherapie)
- diabetischer Schock mit Ohnmacht (Begleittherapie)
- Durchfall (Begleittherapie)
- extreme Angst bei Tierarztbesuch, durch Lärm
- fehlende innere Ruhe
- Fluchtreaktion aus Angst, Panik
- Gewitterangst
- hat nach Panikanfall Blase nicht mehr unter Kontrolle (Begleittherapie)
- Hitzschlag, Sonnenstich (durch Sitzen am sonnigen Fenster, Begleittherapie)
- Hysterie, ist hysterisch
- ist sensibel
- körperlicher Zusammenbruch (Begleittherapie)

ROCK ROSE

- Krämpfe (Begleittherapie)
- kratzt aus Angst
- Lähmungen durch Panik, Schock (Begleittherapie)
- länger andauernder Durchfall nach Unfall (Begleittherapie)
- Leukämie (Begleittherapie)
- lichtempfindlich nach Panikattacke
- Magen-Darm-Erkrankungen, plötzlich und heftig auftretend (Begleittherapie)
- Muskelverspannungen (Begleittherapie)
- nach heftigem Schreck, Erschrecken
- nach Unfall
- panikartige Zustände, Panikattacken
- Pupillen sind maximal geweitet
- Ruhelosigkeit
- Schock (Begleittherapie)
- schwerer Schock mit Bewusstlosigkeit (Begleittherapie)
- Sonnenstich (Tierarzt! Begleittherapie)
- starr vor Angst, Panik
- starrer, ängstlicher Blick
- steif, wie gelähmt vor Angst
- stürmt in Panik davon
- Übelkeit, Erbrechen und Panik beim Autofahren
- Unterkühlung (Begleittherapie)
- verkriecht sich nach Schockerlebnis
- Verspannungen, Verkrampfungen (Begleittherapie)
- Wirbelsäulenerkrankungen (Begleittherapie)
- zittert aus Angst

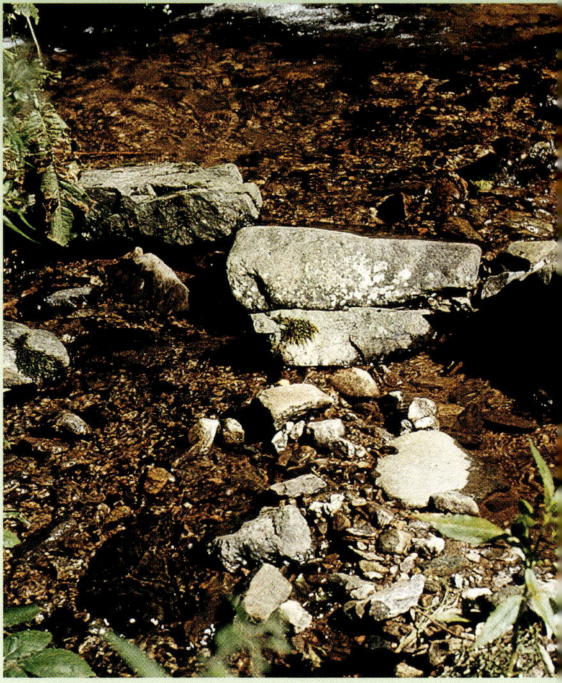

Rock Water
Foto: Andreas Bock, Institut für Bachblütentherapie

Rock Water – heilkräftiges Quellwasser – Toleranzessenz – Farbe Grün

Die Rock-Water-Katze legt im Tagesablauf Wert auf Routine. Auf Veränderungen reagiert sie unflexibel, ganz besonders bei einem Ortswechsel. Sie liebt ihre alten Gewohnheiten und lässt kaum von ihnen ab. Das erstreckt sich beispielsweise auf solche Dinge wie Fütterung immer zur gleichen Zeit, immer das gleiche Futter und immer der gleiche Spielablauf. Treten hier Änderungen ein, ist die Katze beleidigt, zieht sich zurück und lässt sich nicht herlocken. Wird ihre Toilette an einem anderen Platz aufgestellt, reagiert sie prompt mit Unsauberkeit.

Die Körperhaltung der Katze zeigt ebenfalls Starre an. Ihre Bewegungen sind ungelenk, ihr Gang besitzt nicht die katzenübliche Geschmeidigkeit. Häufig ist zusätzlich das Fell struppig und glanzlos. Sie wirkt ständig angespannt.

Lebt die Rock-Water-Katze mit Artgenossen, kann es zu Problemen kommen. Sie will alleine sein. Annäherungsversuche anderer Katzen quittiert sie mit lautem Fauchen. Wird sie nicht in Ruhe gelassen, teilt sie Pfotenhiebe aus. Um Neuzugänge kümmert sie sich nicht. Sie will ihre Gewohnheiten und keine Störungen! Es fällt ihr sehr schwer, Neues anzunehmen.

Im Seniorenalter ist dieser Zustand weiter verbreitet. Hier findet man öfter Katzen, die stur werden; man darf es getrost Altersstarrsinn nennen. Eine Rock-Water-Katze kann man jedoch bereits in der Jugend erkennen. Bei dieser Katze geht man nicht einfach hin, um sie zu streicheln, in den Arm zu nehmen oder mit ihr zu spielen. Sie mag das einfach nicht. Dem Spiel entzieht sie sich, indem sie sich umdreht und geht, der Schwanz ist dabei in einem Bogen nach oben gestellt und manchmal ist das Fell auch gesträubt..

Es ist nicht einfach, eine Beziehung zu einer Rock-Water-Katze aufzubauen. Eine Sache ist jedoch verblüffend: Alles, was die Katze selbst gern ausführt, erledigt sie mit enormen Eifer. Sie kann sich sehr gut allein mit ihrem Spielzeug beschäftigen, und das macht sie mit großer Hingabe.

Durch ihre starre Lebenshaltung und der daraus folgenden inneren Anspannung neigt die Katze zu Verkrampfungen und Gelenkproblemen.

Haben Sie Geduld mit ihr und bereiten Sie Ihre Katze nach Möglichkeit langsam auf bevorstehende Änderungen vor.

Bitte keine Abwechslung: Die Rock-Water-Katze will täglich das gleiche Futter, zur gleichen Zeit am gleichen Platz! (Foto: U. Schanz)

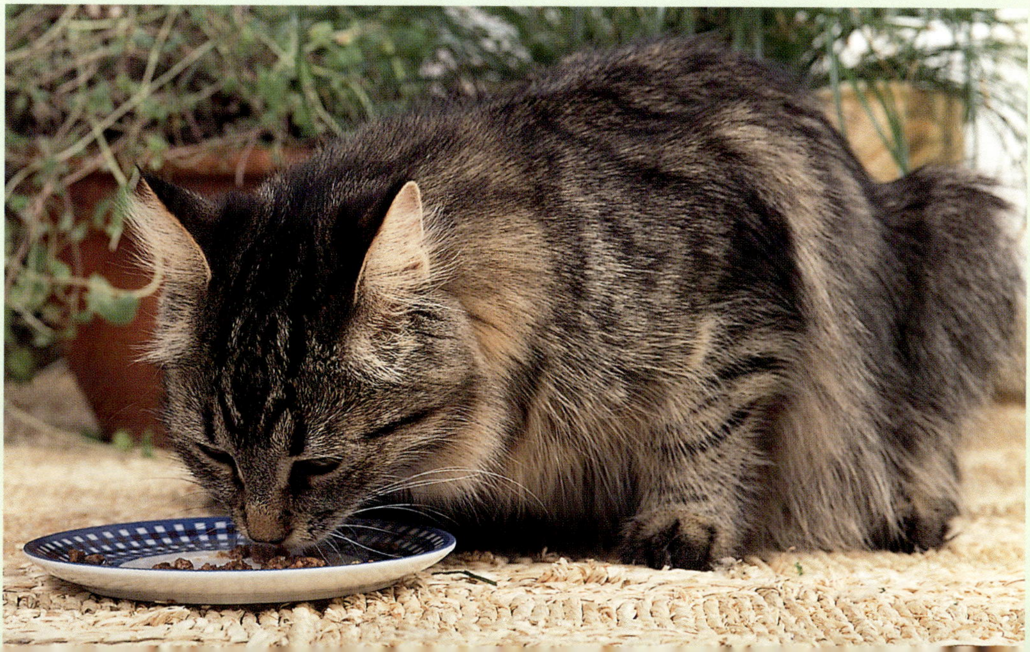

ROCK WATER

Symptome

- Allergien (Begleittherapie)
- Altersstarrsinn
- angespannt, körperlich wie emotional
- Arthrose, Arthritis (Begleittherapie)
- Atemwegserkrankungen (Begleittherapie)
- beißt sich Fell aus (Ersatzhandlung)
- Berührungsempfindlichkeit
- Darmkrämpfe (Begleittherapie)
- degenerative Gelenkserkrankungen (Begleittherapie)
- eigensinnig
- Einzelgänger
- Epilepsie (Begleittherapie)
- Fellwechselprobleme
- Fressstörungen
- Fruchtbarkeitsstörungen (Begleittherapie)
- Gelenkerkrankungen (Begleittherapie)
- hat ausgeprägte Gewohnheiten
- Heimweh
- Herzerkrankungen (Begleittherapie)
- Husten, plötzlich und stark (Begleittherapie)
- innere Anspannung
- Intoleranz, gegen sich selbst gerichtet
- kann sich schlecht auf neue Situationen einstellen
- Katze kann sich nicht entspannen
- Kontaktschwierigkeiten
- krampfartige Beschwerden (Begleittherapie)
- Krämpfe durch Anspannung (Begleittherapie)
- Magen-Darm-Erkrankungen (Begleittherapie)
- mangelnde Flexibilität
- Muskelverspannungen (Begleittherapie)
- Nervosität
- nicht oder kaum beeinflussbar

Scleranthus – Einjähriger Knäuel – Gleichgewichtsblüte – Farbe Rot

Die Scleranthus-Katze zeichnet sich durch Wechselhaftigkeit in ihren Handlungen und in ihrem Wesen aus. Sie ist unausgeglichen und sprunghaft. Ihre Stimmungen wechseln von einem Moment zum anderen. Spielte sie eben noch ausgelassen und mit Begeisterung, zieht sie sich im nächsten Augenblick auf einen Liegeplatz zurück und schaut lustlos und traurig drein, wenn ihr Besitzer versucht, weiter mit ihr zu spielen. Außerdem ist sie sehr leicht ablenkbar. Ein Geräusch aus einem anderen Zimmer genügt, und sie unterbricht sofort ihr Spiel, um dem Grund des Geräusches herauszufinden.

Von der Katze geht eine große Unruhe aus. Sie wirkt beim Spielen oder anderen Aktivitäten hektisch, hat keine Ausdauer. Man hat den Eindruck, als könne sie sich nicht lange konzentrieren. Liegen mehrere Spielobjekte herum, fällt es der Katze sehr schwer, sich für eines zu entscheiden. Sie löst den Konflikt, indem sie überhaupt nicht spielt

- Rheuma (Begleittherapie)
- starrer, maskenhafter Gesichts- und Augenausdruck
- steife Bewegungen
- Stereotypien – zum Beispiel Bewegungsdrang
- Sturheit
- unnachgiebig
- unnahbar
- unnatürlich angespannte Körperhaltung
- Unruhe
- Untergewicht (Ursache abklären! Begleittherapie)
- Verspannungen (Begleittherapie)
- Verstopfung (Begleittherapie)
- will keine Streicheleinheiten
- will nicht spielen
- wirkt steif und ungelenk
- wirkt unkonzentriert, abwesend

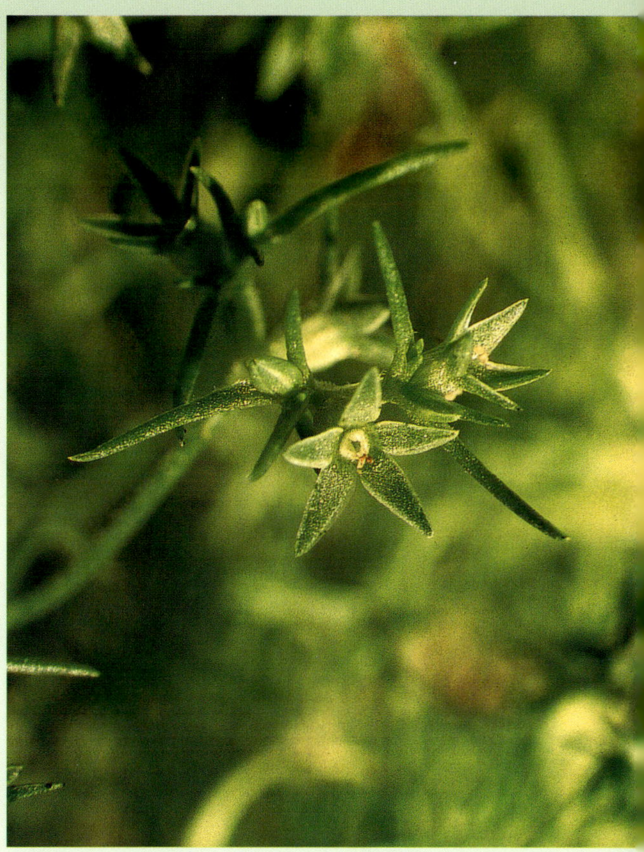

Scleranthus – Einjähriger Knäuel (Scleranthus annuns)
Foto: Andreas Bock, Institut für Bachblütentherapie

und sich auf einen erhöhten Platz zurückzieht. Das Fressverhalten dieser Katze ist genauso schwankend. Erst frisst sie eine Zeit lang die gleiche Futtersorte mit Leidenschaft, um sie dann plötzlich nicht mehr anzurühren. Sie verlässt regelrecht angewidert den Futterplatz.

Die Scleranthus-Katze lässt sich gern streicheln, trotzdem kann es geschehen, dass sie urplötzlich beißt, faucht oder heftig mit ausgefahrenen Krallen zuschlägt, während sie gestreichelt wird. Von einer Sekunde zur nächsten kann ihr erst freundlich-schnurrendes Verhalten in Aggression oder Interesselosigkeit umschlagen, auch gegen Artgenossen, teilweise sogar gegen die eigenen Jungen (Instinktverluste).

Veränderungen in ihrem direkten Umfeld stellen die Scleranthus-Katze vor Probleme. Sie kann sich neuen Situationen schwer anpassen und wird dadurch unsicher. Als Folge kann es zu Unsauberkeit und Markierverhalten kommen.

Ein beinahe typisches Krankheitsbild der Scleranthus-Katze manifestiert sich oft in Durchfall im Wechsel mit Verstopfung. Die Körpertemperatur schwankt bei Krankheiten auch sehr häufig.

SCLERANTHUS

Symptome
- Aggressionen durch fehlende innere Balance
- Allergien (Begleittherapie)
- Angina (Begleittherapie)
- Angst durch fehlende innere Sicherheit
- Appetitlosigkeit
- Appetitschwankungen
- Asthma (Begleittherapie)
- Atemwegserkrankungen (Begleittherapie)
- Bandscheibenvorfall (Begleittherapie)
- bei Hormonumstellung nach Kastration (Begleittherapie)
- Blasenentzündung (Begleittherapie)
- Durchfall im Wechsel mit Verstopfung (Begleittherapie)
- Epilepsie (Begleittherapie)
- Erbrechen beim Autofahren
- extremer Wechsel zwischen Aktivität und Apathie
- fehlende Ausdauer
- Fresssucht (Ersatzhandlung)
- für bessere Aufzucht und Fürsorge der Jungen durch die Mutter
- Gleichgewichtsstörungen (Ursache abklären! Begleittherapie)
- Grashüpfermentalität
- hat keine Ausdauer
- Hauterkrankungen (Begleittherapie)
- hektisch
- Herz-Kreislauf-Schwäche (Begleittherapie)
- Herzrhythmusstörungen (Begleittherapie)
- Hormonstörungen (Begleittherapie)
- hyperaktiv
- Instinktverluste
- ist wählerisch, zum Beispiel beim Futter
- Juckreiz ohne sichtbaren Grund (Ursache abklären! Begleittherapie)
- Konzentrationsschwäche
- krank durch Wetterwechsel
- Krankheit – wenn mal Besserung, mal Verschlechterung eintritt (Begleittherapie)
- Kreislaufprobleme (Begleittherapie)

Die hektische Scleranthus-Katze gerät bei einer Spielzeugauswahl in Entscheidungsnot. (Foto: U. Schanz)

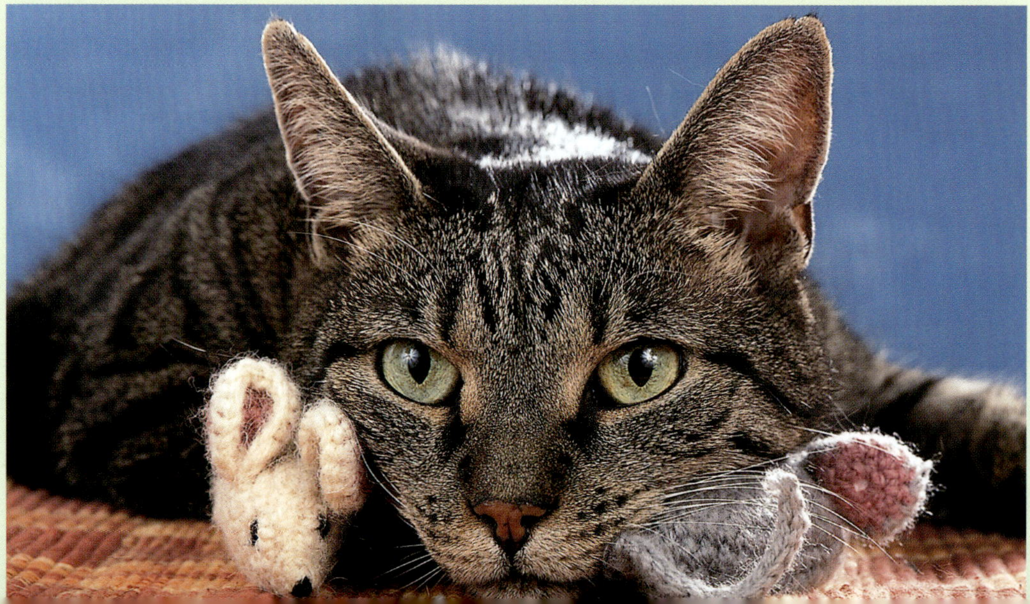

SCLERANTHUS

- labil
- launenhaft
- leicht ablenkbar
- lindert Schmerzen (Begleittherapie)
- mangelndes Vertrauen
- markiert in der Wohnung durch Unsicherheit
- muskuläre Koordinationsschwierigkeiten (Begleittherapie)
- nächtliche Unruhe
- nervös, hibbelig
- Ohrentzündung (Begleittherapie)
- reizbar
- schlecht heilende Wunden (Begleittherapie)
- schnell überreizt, schwaches Nervensystem
- sprunghaftes Verhalten
- Stimmungsschwankungen
- Unaufmerksamkeit
- unausgeglichenes Wesen
- Unausgeglichenheit
- Unruhe, ist unruhig
- unruhiger Schlaf
- Unsicherheit
- verliert schnell die Lust am Spielen
- wandernde, wechselnde Schmerzen (Begleittherapie)
- Wechsel von Fieber und Normaltemperatur
- wechselhafte Krankheitssymptome
- Wechsel zwischen Heißhunger und Appetitlosigkeit
- wenig Ausdauer
- Wunden brechen immer wieder auf (Begleittherapie)
- Zahnfäule (Begleittherapie)
- Zahnfleischentzündungen (Begleittherapie)
- zur endgültigen Ausheilung bei Verletzungen (Begleittherapie)

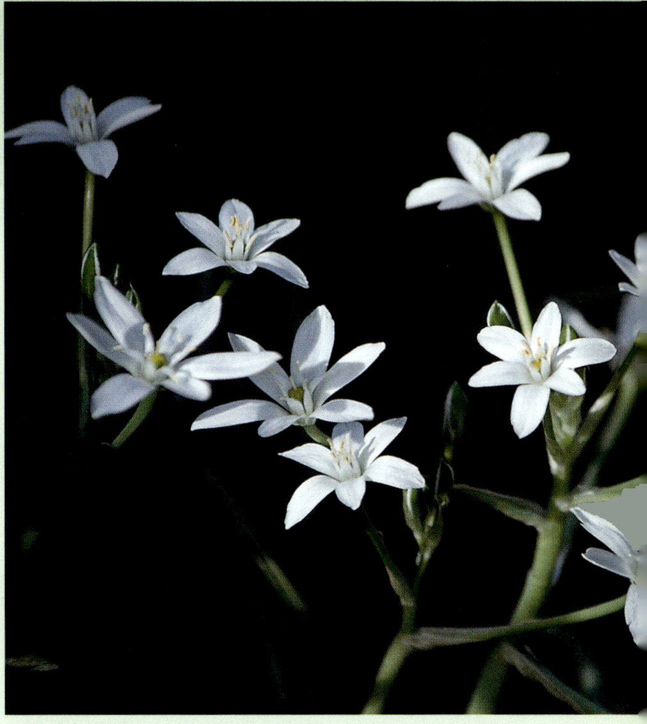

Star-of-Bethlehem – Doldiger Milchstern (Ornithogalum umbellatum)
Foto: IPO

Star of Bethlehem – Doldiger Milchstern – Verarbeitungsblüte – Farbe Orange

Die Star-of-Bethlehem-Katze hat in den meisten Fällen einen schweren seelischen oder körperlichen Schock durchlitten. Sie wirkt abwesend, als ob sie durch eine gläserne Wand hindurchschauen würde. Die auslösenden Traumen dazu können beispielsweise sein: Verlust der Bezugsperson, Verlust eines vierbeinigen Kameraden, Tierheimabgabe, Unfälle wie Sturz aus großer Höhe oder Verkehrsunfall, Operationen, Angriffe von anderen Tieren oder erlittene Misshandlungen. Ein Geburtsschock kann ebenfalls als Auslöser infrage kommen.

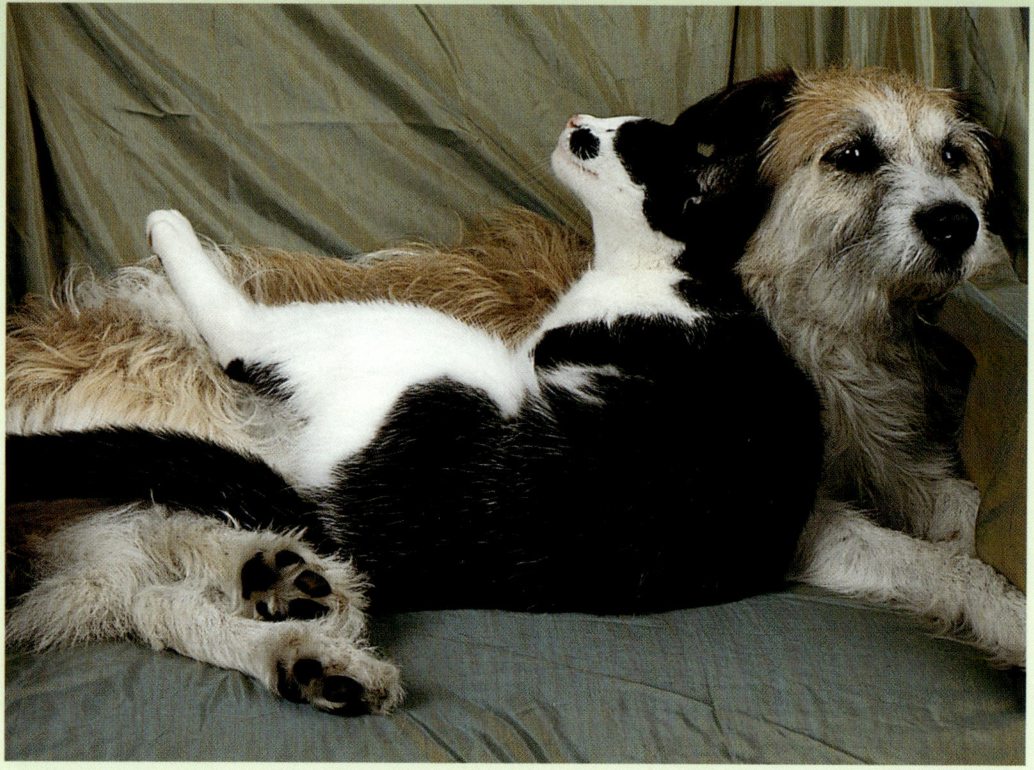

Körperliches Leid oder ein seelisches Trauma wie der Verlust eines geliebten Freundes können eine Katze verzweifeln lassen. (Foto: B. Schellhammer)

Die Reaktionsweise der Star-of-Bethlehem-Katze auf derartige Traumen ist sehr unterschiedlich. Bei Verlust der Bezugsperson oder eines tierischen Freundes kann die Katze so stark trauern, dass sie sogar ihr Futter verweigert und nicht mehr spielt. Sie liegt nur noch traurig herum und nimmt nicht mehr am Leben teil. War die Katze bis zu einem Trauma Freigänger, kann es danach sein, dass sie nicht mehr hinausgeht. Sehr oft verweigert sie zusätzlich ihr Futter. Eine andere Katze wiederum reagiert nach Traumen und Schockerlebnissen mit Unsauberkeit und Aggressivität. Sie versucht damit, diese für sie ausweglose Situation zu bekämpfen.

Star of Bethlehem ist die Trostblüte schlechthin. Sie ist der Seelentröster, um der Katze wieder Hoffnung zu geben. Die Katze braucht in dieser Krise viel Zuneigung, Ruhe und Streicheleinheiten, aber man muss sie ebenfalls wieder zu Aktivitäten ermuntern. Spiel ist zur Ablenkung sehr wichtig. Es sollte jedoch am Anfang nur wenig und vorsichtig mit ihr gespielt werden. Mit der Katze laut und hektisch umzugehen bringt sie nur noch in größere Verzweiflung. Tierheimkatzen könnten fast alle diese Blüte gebrauchen, denn sie kommen sich trotz noch so großer Fürsorge ungeliebt und verlassen vor.

Symptome

- abhängig vom Besitzer
- Aggressionen aus Misstrauen
- akute Schilddrüsenbeschwerden (Begleittherapie)
- Allergien (Begleittherapie)
- Albträume
- Angst vor bestimmten Dingen oder Geräuschen nach Unfall, Trauma
- Angst vor Veränderung
- Angst, hervorgerufen durch Schreck oder Schock
- Apathie (Begleittherapie)
- Appetitlosigkeit durch Kummer, Trauer
- Arthritis, Arthrose (Begleittherapie)
- Asthma (Begleittherapie)
- Atemwegserkrankungen (Begleittherapie)
- Behandlungsbeginn bei Schock (Begleittherapie)
- bei Kummer, zum Trost nach einschneidenden Erlebnissen
- bei Tierheimaufenthalt
- bei Trennung, zum Beispiel von Bezugsperson
- bei Verlust des Besitzers oder eines Artgenossen
- beißt sich Fell aus (Ersatzhandlung)
- beißt, durch Angst oder Stress
- berührungsempfindlich bei Schock, beißt sofort (Begleittherapie)
- Blähungskrämpfe (Begleittherapie)
- braucht Trost
- chronischer Husten (Begleittherapie)
- dramatisch verlaufener Besitzerwechsel
- Dünndarmbeschwerden (Begleittherapie)
- Durchfall (Begleittherapie)
- emotional extreme Zustände, auch Eifersucht
- Epilepsie (Begleittherapie)
- erste Hilfe bei Trauma, Schock (Begleittherapie)
- extreme Angst
- fehlende Antriebskraft, Motivation
- fühlt sich nach schlechten Erfahrungen schnell bedroht, flüchtet oder faucht
- Futterverweigerung
- Geburtsschock (Begleittherapie)
- gefühllos nach Schock (Begleittherapie)
- Gelenksteife (Begleittherapie)
- Geschwüre (Begleittherapie)
- gibt sich selbst auf
- Haarausfall, zwei bis drei Monate nach Schockerlebnis (Begleittherapie)
- Hauterkrankungen (Begleittherapie)
- Heimweh bei Umzug, Tierpension oder Tierheim
- Herzerkrankungen (Begleittherapie)
- Hoffnungslosigkeit
- Hörstörungen (Begleittherapie)
- hysterisch durch Schockerlebnis
- jammert den abgegebenen Jungen hinterher
- kann Schock oder schlimmes Erlebnis nicht verarbeiten (auch lange danach)
- Kontaktschwierigkeiten
- Labilität, ist labil
- Lähmungserscheinungen (Begleittherapie)
- lässt sich nicht trösten oder beruhigen nach Schock
- liebebedürftig, sucht und braucht Trost
- lindert seelischen Schmerz

STAR OF BETHLEHEM

- Lymphstau (Begleittherapie)
- Misstrauen, ist misstrauisch
- Muskelverkrampfungen (Begleittherapie)
- nach schweren Unfällen (Begleittherapie)
- nach unerträglichen Qualen, physisch wie psychisch
- nach Unfall (Begleittherapie)
- Nasenbluten (Begleittherapie)
- nervös, überreizt
- Nierenerkrankungen (Begleittherapie)
- posttraumatisches Stresssyndrom: Ähnliches löst gleiche Angst oder Stress aus (Geräusch oder Ähnliches)
- Resignation
- Rheuma (Begleittherapie)
- scheu, fühlt sich in die Enge getrieben
- Schilddrüsenüberfunktion (Begleittherapie)
- schlecht heilende Wunden (Begleittherapie)
- schmerzempfindlich bei Schock (Begleittherapie)
- Schmerzen (Begleittherapie)
- Schockfolgen wie zum Beispiel Haarausfall (Begleittherapie)
- schreit, schlägt und beißt nach Schockerlebnis, Unfall
- starker Juckreiz (Ursache abklären! Begleittherapie)
- steife Gelenke (Begleittherapie)
- traurige Benommenheit
- Traurigkeit
- Trennungsschmerz
- um Angst abzubauen nach Quälereien
- Untergewicht (Begleittherapie)
- Unsauberkeit
- Verdauungsbeschwerden nach Schock (Begleittherapie)
- verkriecht sich schnell
- Verspannungen (Begleittherapie)
- Verstopfung (Begleittherapie)
- wie gelähmt durch Schock, Trauma

Sweet Chestnut – Edel- oder Esskastanie – Lebensblüte – Farbe Orange

Die Sweet-Chestnut-Katze hat in den meisten Fällen bereits schweres Leid hinter sich. Sie macht einen völlig erschöpften, resignierten bis apathischen Eindruck. Fressen, spielen oder nur aufmerksam ihre Umgebung beobachten interessiert sie nicht mehr. Sie versteckt sich oft in den dunkelsten Ecken, um allein sein zu können. Ihr Putz- und Pflegeverhalten wird immer weniger, bis sie es ganz einstellt. Sie wird auch unsauber und setzt Urin ab, wo es ihr gerade einfällt. Die Augen der Katze sind stumpf und glanzlos, sie wirken hoffnungslos. Nimmt man die Katze auf den Arm, um sie zu streicheln, zeigt sie keinerlei Gefühlsregung, sie schnurrt auch nicht. Man könnte glauben, diese Katze wolle nicht mehr leben, sie hat sich aufgegeben. Die Sweet-Chestnut-Katze ist ein Häufchen Elend. Lebt diese Katze mit Artgenossen zusammen, geht sie ihnen aus dem Weg und zieht sich zurück.

Die Katze kann durch schwere Krankheit oder durch nicht artgerechte, oft zu enge Haltung in diesen Zustand abrutschen. Auch der Tod ihrer Bezugsperson kann ein Auslöser sein.

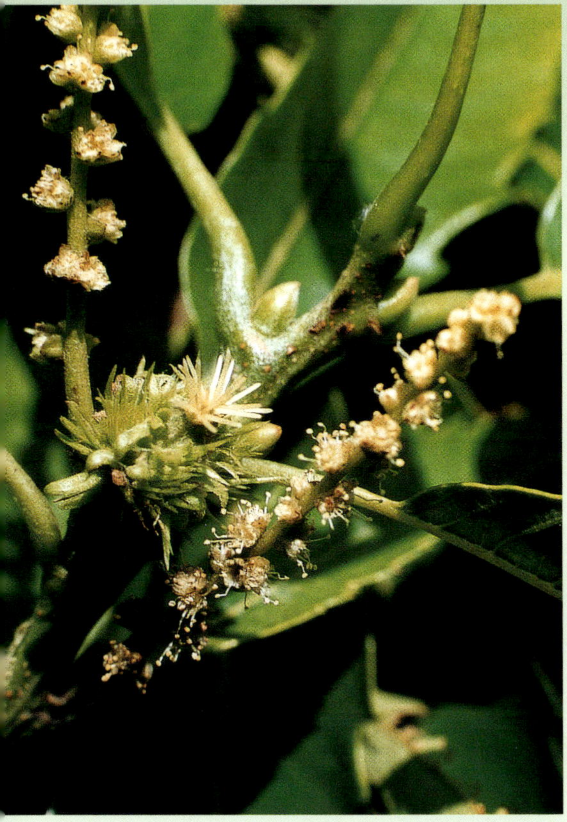

Sweet-Chestnut – Edel- oder Esskastanie (Castanea sativa)
Foto: Andreas Bock, Institut für Bachblütentherapie

Wollen Sie einer Sweet-Chestnut-Katze helfen, müssen zuallererst die Haltungsbedingungen überprüft werden. Dann müssen Sie sich darüber im Klaren sein, dass Ihnen ein langer, schwieriger Weg bevorsteht. Sollten Sie jedoch weder Zeit noch Geduld haben, diese Therapie über sechs bis zwölf Monate durchzuführen, lassen Sie die Finger davon. Sie schaden sonst dem Tier mehr, als Sie ihm helfen. In schweren Fällen dauert es tatsächlich bis zu einem Jahr, bis Sie eine deutliche Besserung feststellen.

Zusätzlich ist es wichtig, der Katze Zeit zu geben, um Vertrauen zu Ihnen zu fassen. Schimpfen Sie nicht gleich, wenn die Katze neben der Katzentoilette ihr Geschäft verrichtet. Ihre Geduld ist stark gefordert, um dieser Katze wieder auf die Beine zu helfen. Wird die Behandlung mittendrin abgebrochen, so fällt das Tier in ein noch größeres psychisches Loch und ihr ist dann kaum noch zu helfen.

Tipp: Zu Sweet Chestnut nimmt man bei der Behandlung am besten noch Star of Bethlehem dazu!

Symptome
- abgemagert durch Trauer
- an der Grenze der Belastbarkeit
- Angst
- Antriebslosigkeit
- Apathie (Begleittherapie)
- Appetitlosigkeit
- Augen wirken kraft- und glanzlos
- Augenausdruck: hoffnungslos
- Ausweglosigkeit
- bei einschneidenden Veränderungen
- bei schweren Erkrankungen (Begleittherapie)
- Besitzerwechsel wird nicht verkraftet
- braucht Trost
- chronische Krankheiten (Begleittherapie)
- Dünndarmbeschwerden (Begleittherapie)
- Erschöpfungszustände
- extreme innere Unruhe
- fühlt sich verlassen, verloren
- für aus Urlaubsländern von mitleidigen Touristen mitgebrachte Tiere
- Futterverweigerung
- Genesung – um Rückschläge zu vermindern (Begleittherapie)
- hat keinen Lebensmut mehr

SWEET CHESTNUT

- Herzrhythmusstörungen (Begleittherapie)
- Hoffnungslosigkeit
- innerer Rückzug
- Interesselosigkeit
- ist einsam
- ist passiv, phlegmatisch
- jammert und maunzt kläglich bei Verlust des Besitzers oder eines Artgenossen
- kaum noch Widerstandskraft
- körperlich erschöpft
- körperlicher Zusammenbruch (Begleittherapie)
- kraftlos
- Krankheit – macht Eindruck, als gäbe es keine Hilfe mehr (Begleittherapie)
- kümmert sich nicht mehr um sich selbst (Pflegeverhalten)
- kurz vor der Resignation
- lässt sich zu keinerlei Aktivität motivieren
- Leukose (Begleittherapie)
- Lungenentzündung (Begleittherapie)
- mangelnde Flexibilität
- nach dem Tod der Bezugsperson
- nach langer Leidensgeschichte
- nach schlechter, nicht artgerechter Haltung
- Nervosität, ist nervös
- permanente Angst, da bereits viel erlitten
- Rekonvaleszenz
- Resignation
- stille Trauer
- struppiges, ungepflegtes Fell
- Teilnahmslosigkeit
- Tierheim – bei als schwer vermittelbar geltende Katzen (da angeblich verstört)
- Tierheim – Katze ist seelisch völlig am Ende
- verkriecht sich ins Dunkle
- vermisst verstorbenen Besitzer
- Verstörtheit, ist verstört
- Vertrauensverlust nach Qualen
- wird mit neuem Zustand nicht fertig, ist überfordert
- wirkt niedergeschlagen
- zur besseren Wundheilung (Begleittherapie)

Die Sweet-Chestnut-Katze ist nur noch ein Häufchen Elend. Ihr Weg zurück ins Leben ist lang. (Foto: U. Schanz)

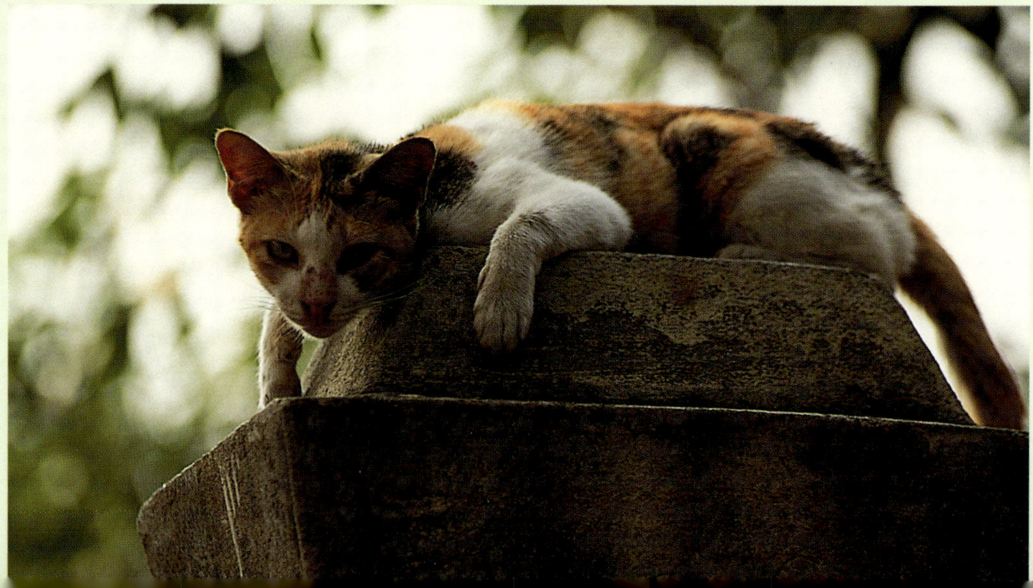

Vervain – Eisenkraut – Zurückhaltungsblüte – Farbe Grün

Die Vervain-Katze ist ein richtiges Energiebündel. Sie ist ständig aktiv, läuft und springt den ganzen Tag umher. Kein Schrank ist ihr zu hoch und immer will sie spielen. Die Vervain-Katze gönnt sich keine Ruhe, ihre Begeisterungsfähigkeit kennt keine Grenzen. Sie verausgabt sich total, das geht sogar bis zur körperlichen Erschöpfung. Selbst eine Verletzung hindert die Katze nicht daran, ihren Bewegungsdrang auszuleben. Wird sie zwangsweise ruhig gehalten, indem man ihren Bewegungsradius verkleinert, beginnt sie sich extrem zu putzen. Das Ganze steigert sich mitunter bis zur Selbstverstümmelung. Sie beknabbert sich nur noch. Obendrein kratzt sie an allem, was ihr unter die Krallen kommt.

Lebt sie als Einzelkatze in einem Haushalt, muss sich die ganze Familie mit ihr beschäftigen und mit ihr spielen. Nur, man kann nicht den ganzen Tag der Katze widmen, noch dazu, wenn man tagsüber arbeiten muss. Die Vervain-Katze fordert jedoch sehr eindringlich immer wieder zum Spiel auf. Sie maunzt, gurrt und gibt quietschende Laute von sich, dabei rennt sie auf einen zu und springt kurz vor einem in die Luft, dreht danach ab und rennt wieder davon. Zeigt dieses Verhalten nicht die gewünschte Reaktion, kann sie durchaus aggressiv werden. Sie attackiert die Beine jeder vorbeilaufenden Person aus dem Hinterhalt. Nimmt man dann die Katze hoch, kratzt und beißt sie weiter. Auch ihre Artgenossen animiert sie ausdauernd zum Spiel. Reagieren andere Katzen nicht darauf, können sie dafür Prügel beziehen.

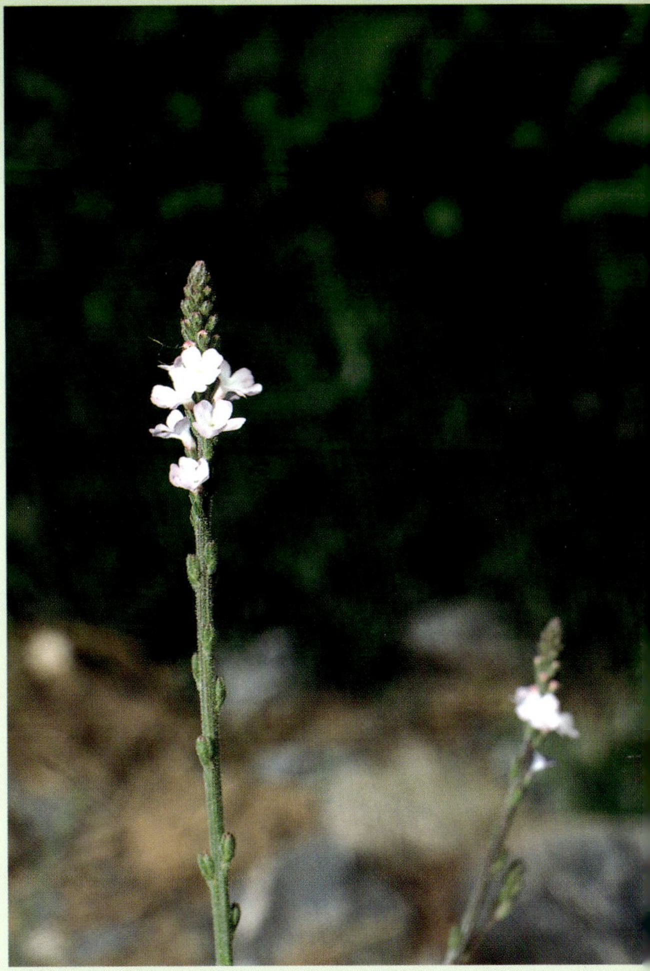

Vervain – Eisenkraut (Verbena officinalis)
Foto: Dr. Aichele

Symptome
- Aggressionen
- Anpassungsschwierigkeiten
- Anspannung, ist angespannt
- attackiert Beine
- Aufdringlichkeit
- aufgedreht
- Augenerkrankungen (abklären, Begleittherapie)

VERVAIN

VERWAIN

- ausgeprägte Streitlust (abklären: Stoffwechsel- oder Schilddrüsenerkrankungen)
- begeisterungsfähig
- beißt sich Fell aus, Langeweile (Umstände unbedingt ändern!)
- bewegt sich wie ein geölter Blitz
- Darmkrämpfe (Begleittherapie)
- dickköpfig
- Dominanz, ist dominant
- Dünndarmbeschwerden (Begleittherapie)
- Einzelgänger
- Energiebündel
- erregbar
- extreme Ausdauer, bis zur Erschöpfung
- fehlende Entspannung
- Freigänger – kommt oft verletzt nach Hause,
- Machtkämpfe
- Freigänger – kommt oft wochenlang nicht nach Hause
- fühlt sich schnell angegriffen, beißt sofort
- geschwächte Abwehrkraft, unterstützt Immunsystem
- Herzerkrankungen (Begleittherapie)
- hyperaktiv
- impulsiv
- innere Anspannung
- intolerant
- kampfbereit, ist kämpferisch
- Kolik (Begleittherapie)
- Krämpfe (Begleittherapie)
- Lebererkrankungen (Begleittherapie)
- Magen-Darm-Erkrankungen (Begleittherapie)
- Markierverhalten
- maunzt sehr viel und laut
- Muskelverspannungen (Begleittherapie)
- nachtragend
- Neigung zu Spannungszuständen
- nervöse Herz-Kreislauf-Beschwerden (Begleittherapie)
- Nervosität, ist nervös
- niedrige Reizschwelle
- ordnet sich schlecht ein/unter
- provoziert Machtkämpfe
- reagiert überdreht
- ruhelos
- Schilddrüsenüberfunktion (Begleittherapie)
- schläft wenig durch Ruhelosigkeit
- schnell beleidigt
- spastische Schmerzen (Tierarzt! Begleittherapie)
- springt an Gardinen hoch
- ständig gereizt
- starkes Durchhaltevermögen
- strahlt viel Energie aus
- stürmisch, temperamentvoll
- sucht Auseinandersetzungen
- träumt lebhaft
- überfordert sich selbst
- Unsauberkeit
- verprügelt Artgenossen
- Verspannungen (Begleittherapie)
- Verstopfung (Begleittherapie)
- will ihren Dickkopf durchsetzen
- Wirbelsäulenbeschwerden (Begleittherapie)
- wirkt hektisch und unausgeglichen
- zeigt Überbegeisterung
- zerkratzt und zerstört aus Wut Wände und Gegenstände

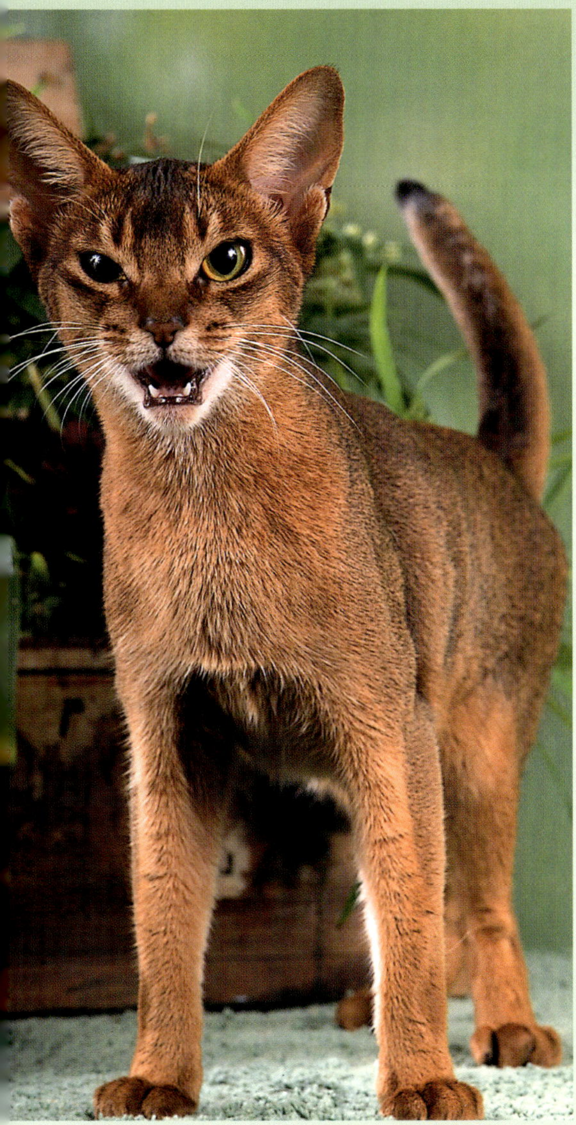

Die Vervain-Katze fordert nachdrücklich unbegrenzte Aufmerksamkeit. (Foto: U.Schanz

Die Vervain-Katze ist sehr willensstark (oder dickköpfig?) und selbstbewusst. Sie versucht alles und jeden in ihrer Begeisterung mitzuziehen, aber sie besitzt auch einen ausgeprägten Hang zum Streiten.

Die Vervain-Katze schläft sehr wenig, selten in einer entspannten Lage, und ihr Schlaf ist nicht tief. Sie findet keine richtige Ruhe. Sie träumt kurz und heftig, mit zuckenden Gliedmaßen. Beim kleinsten Geräusch ist sie schon wieder auf den Beinen.

Die Vervain-Katze fällt auch durch ihr ausgeprägtes Markierverhalten auf, mit dem sie ihren Protest sowie ihre Dominanz gegenüber anderen ausdrückt.

Ist die Katze langfellig, gestaltet sich die Fellpflege besonders schwierig. Sie lässt sich ungern kämmen und bürsten. Dabei windet sie sich beim Festhalten wie ein Aal in den Händen, faucht, knurrt, kratzt und beißt heftig. Der Schwanz der Katze peitscht dabei vor lauter Wut hin und her.

Bei dieser Katze sollte man nicht zu viel nachgeben, sonst bestimmt sie den Tagesablauf. Ob für Menschen oder Artgenossen – die Vervain-Katze kann sich zu einem Tyrannen entwickeln. Bremsen Sie die Katze nach Möglichkeit bereits im Ansatz dieses Verhaltens und geben Sie nicht ihrem Willen nach. Ignorieren in Kombination mit einer gezielten anonymen Bestrafung bei ersten Aggressionsansätzen und Protestmarkieren sind hier von Nutzen.

Tipp: Oft hört man von Menschen, die ein aktives Tier besitzen, dass ein energiereiches Futter gegeben werden muss. Sicherlich ist der Energiebedarf der Vervain-Katze erhöht. Doch noch mehr zugeführte Energie treibt die Aktivitätsspirale nur noch weiter an, denn wo soll die Katze sonst hin mit angestauter Energie. Zusätzlich kann durch das Zuviel an Energie sehr leicht Juckreiz entstehen.

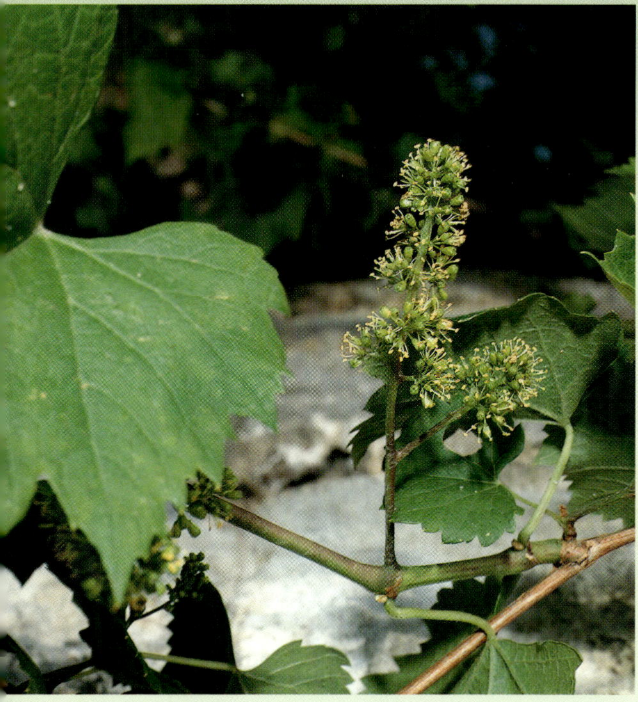

Vine – Weinrebe (Vitis vinitera)
Foto: Dr. Aichele

Vine – Weinrebe – Rücksichtsblüte – Farbe Grün

Die Vine-Katze ist äußerst dominant, sehr selbstbewusst und versucht überall, wo sie in Erscheinung tritt, ihre Macht zu demonstrieren. Sie ist deswegen immer wieder in Raufereien verwickelt, ob als Freigänger oder unter Artgenossen, mit denen sie zusammenlebt. Sie beginnt Raufereien ohne triftigen Grund, verfolgt flüchtende Katzen und verprügelt sie erbarmungslos. Auch Hunde, egal wie groß, werden von ihr angegriffen. Junge Kätzchen, die der Vine-Katze in die Quere kommen, werden oft angefaucht und angeknurrt. Ihre Dominanz unterstreicht sie mit einem stark ausgeprägten Markierverhalten.

Die Körperhaltung dieser Katze drückt Stolz aus. Der Kopf ist erhoben und leicht zurückgezogen, der Schwanz hoch erhoben, wobei die Spitze meist senkrecht nach oben zeigt, die ganze Körperhaltung ist gestreckt und gestrafft. Sie bewegt sich wirklich geräuschlos.

Eine Vine-Katze fordert ihre Rechte ein, auch bei Menschen. Sie wartet nicht lange und schon gar nicht ruhig auf ihr Futter. Sie wird aufdringlich, miaut in den unterschiedlichsten Tönen und kann bei Nichtbeachtung mit Aggressionen oder demonstrativem Markieren reagieren, bis ihr Besitzer seinen Pflichten nachkommt.

Wer sich erlaubt, der Katze etwas wegzunehmen, läuft schnell Gefahr, von ihr blitzschnell gebissen zu werden. Dabei ist es egal, ob es sich um Spielzeug, den Futternapf oder etwas anderes handelt.

Mit kleinen Kindern kommt diese Katze nicht gut aus. Die schnellen oder noch unkontrollierten Bewegungen von Kindern machen die Katze aggressiv. Sie setzt sich durchaus auch auf das Gesicht eines schlafenden Kleinkindes oder zerkratzt es, wenn das Kind unruhig schläft.

Spielzeug beansprucht die Vine-Katze ganz für sich allein. Wagt sich ein Artgenosse zu einem Spielzeug, wird er sofort angegriffen. In einer Katzengemeinschaft haben die anderen kaum noch Rechte. Die Vine-Katze kontrolliert jede Bewegung ihrer Artgenossen. Sie ist ein echter Tyrann.

Diese Katze lässt sich nur streicheln, wann sie will. Passt ihr etwas nicht, während man sie streichelt, fährt sie schnell herum und beißt kurz und kräftig zu. Wird jedoch gerade ein Artgenosse gestreichelt, geht sie fauchend und knurrend dazwischen, bis die andere Katze verschwindet.

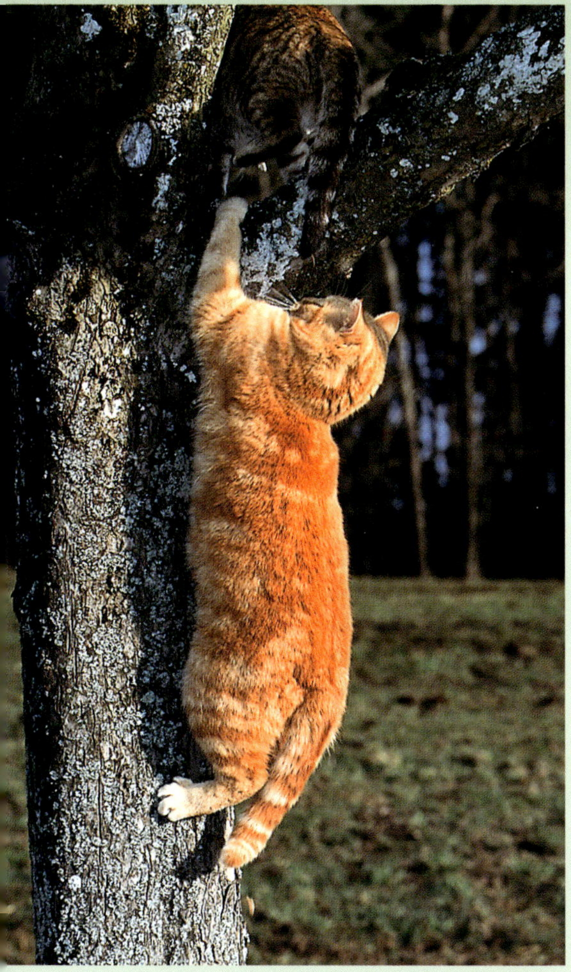

In ihrem Reich ist die Vine-Katze die Herrscherin – wehe, wer da eindringt. (Foto: B. Schellhammer)

Um etwas zu verändern, ist es wichtig, schon auf die ersten Anzeichen sofort zu reagieren. Mit Vine und Konsequenz bei der Erziehung (ja, auch eine Katze kann erzogen werden) kann man viel erreichen. Es ist dringend notwendig, der Katze in der ihr verständlichen Katzensprache Grenzen zu setzen. Sollten Bestrafungen nötig sein, müssen sie immer anonym erfolgen. Ein Wasserstrahl im richtigen Moment kann Wunder wirken.

Symptome

- Aggressionen, um ihren Willen durchzusetzen
- Aggressivität, ist aggressiv
- akute Bauchspeicheldrüsenbeschwerden (Begleittherapie)
- Angespanntheit, ist angespannt
- Anpassungsschwierigkeiten
- Arthritis, Arthrose (Begleittherapie)
- Aufdringlichkeit
- beherrscht andere
- bockig
- chronische Nierenentzündung (Begleittherapie)
- Dominanz, ist dominant
- drängt anderen ihren Willen auf
- duldet keine weiteren Katzen
- eifersüchtig
- eigensinnig
- Epilepsie (Begleittherapie)
- Erkrankungen der Blutgefäße (Begleittherapie)
- faucht und kratzt bei jeder Kleinigkeit
- feindselig
- forderndes Verhalten
- Gelenkrheuma (Begleittherapie)
- greift Junge an
- intolerant gegen ihr Umfeld
- ist widerspenstig
- Kontaktschwierigkeiten
- lässt sich schwer in ihre Grenzen verweisen
- Lebererkrankungen (Begleittherapie)
- leistet Widerstand, beispielsweise beim Kämmen
- Machtkämpfe mit Besitzer, Artgenossen und anderen Tieren
- markiert viel, um Macht zu demonstrieren

VINE

- Muskelverspannungen (Begleittherapie)
- ordnet sich nicht ein/unter
- provoziert Machtkämpfe
- rücksichtslos
- sehr reizbar
- selbstsicher, selbstbewusst
- steife Gelenke (Begleittherapie)
- Streitsucht
- teilt Pfotenhiebe aus
- Tyrann, ist tyrannisch
- übertriebenes Markierverhalten, bei Hauskatze und Freigänger, Machtanspruch
- ungerecht gegen andere
- Unsauberkeit aus Dominanzgründen
- unterdrückt andere (Familienmitglieder, Artgenossen)
- Untergewicht (abklären! Begleittherapie)
- Verspannungen (Begleittherapie)
- verteidigt Futternapf aggressiv gegen andere
- wehrt sich gegen Fellpflege aus Dominanz
- will nicht angefasst werden
- Wirbelsäulenerkrankungen (Begleittherapie)
- Zerstörungswut

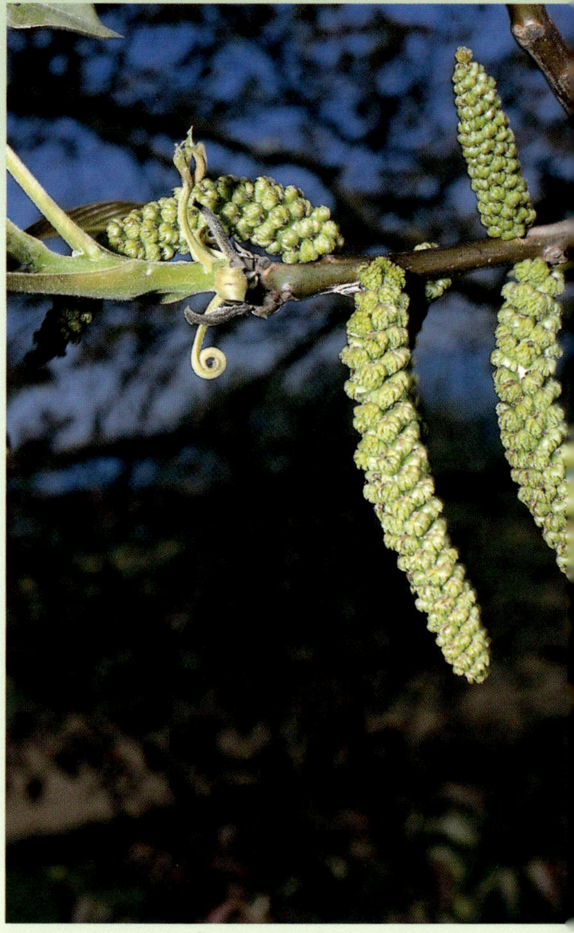

Walnut – Walnuss (Inglans regia)
Foto: Dr. Aichele

Walnut – Walnuss – Durchbruchblüte – Farbe Blau

Die Walnut-Katze ist ein Sensibelchen. Sie kann sich schwer an veränderte Situationen anpassen. Wird die Katze zum Beispiel während eines Urlaubs ihres Besitzers in den eigenen vier Wänden von einer anderen Person betreut, reagiert sie sehr oft mit Futterverweigerung. Wenn es länger dauert, kann sich das Ganze in Apathie steigern. Bei Aufenthalt in einer Tierpension ist es nicht besser. Anfangs glauben die Besitzer immer, ihre Katze wurde nicht genügend versorgt und es hätte sich niemand mit der Katze beschäftigt.

Weitere Situationen, die zu einem solchen Zustand führen können, sind beispielsweise Ortswechsel durch einen Umzug, Partnerwechsel der Bezugsperson, ein zweiter Artgenosse, der hinzukommt, ja sogar Familienzuwachs durch ein Baby. Schreit das Baby, verkriecht sich die Katze in die dunkelste Ecke oder sie verlässt das Zimmer.

WALNUT

Die Walnut-Katze hat enorme Anpassungsschwierigkeiten, ist sehr unsicher und ängstlich. Ihre Angst tritt deutlich bei allem Neuen und Ungewohnten in Erscheinung und führt häufig zu Unsauberkeit. Die Katze setzt Kot und Urin ab, wo es ihr gerade einfällt. Es ist jedoch keine Protestaktion.

Die Walnut-Katze ist außerdem sehr geräuschempfindlich. Sie spielt sehr wenig mit geräuschvollen, klappernden Spielsachen und schnelle sowie hektische Spiele liegen ihr nicht. Beim Spielen ist sie nicht sehr ausdauernd und hat Konzentrationsschwierigkeiten. Zusätzlich kann man bei ihr beobachten, dass sie ihre Ohren wie Antennen ständig hin und her bewegt, damit ihr ja nichts entgeht – aber nicht aus Neugierde, sondern auch das aus Angst und Unsicherheit.

Bei der Walnut-Katze kann man das Phänomen erleben, dass sie leise schnurrt, obwohl deutlich Unsicherheit und Angst an ihr zu mer-

Symptome

- Abwehrschwäche, stärkt Immunsystem (Begleittherapie)
- Allergien (Begleittherapie)
- allergischer Schnupfen (Begleittherapie)
- als Eingewöhnungshilfe (bei Ortswechsel, neuem Besitzer, Übernahme der Jungen oder anderem)
- Anämie (Begleittherapie)
- anfällig für Infektionskrankheiten
- Angst vor Neuem
- ängstlich bei Stress
- ängstliches Wesen
- Anpassungsschwierigkeiten
- Appetitlosigkeit
- Asthma (Begleittherapie)
- Atemwegserkrankungen (Begleittherapie)
- bei Babyankunft
- bei vermehrtem Stress

Veränderungen in ihrem Leben – selbst wenn sie nur ein paar Tage dauern – machen der Walnut-Katze schwer zu schaffen. (Foto: U. Schanz)

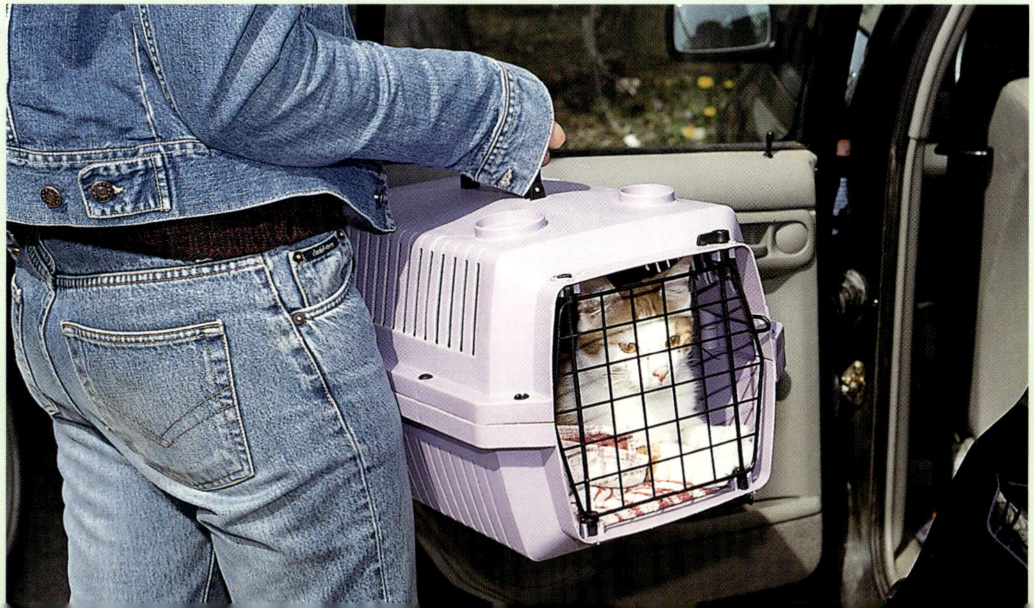

WALNUT

- bei Wechsel der Lebensumstände
- bringt endgültige Heilung in Gang (Begleittherapie)
- chronische Blasenentzündung (Begleittherapie)
- Dauerraunze
- Dickdarmbeschwerden (Begleittherapie)
- Durchbruch bei Therapieversagen – zur Klärung
- Eingewöhnung fällt schwer
- Epilepsie (Begleittherapie)
- erleichtert den Übergang beim Sterben
- Fellprobleme durch Hormonschwankungen (Begleittherapie)
- FUS (Begleittherapie)
- Futterverweigerung
- Genesung – um Rückschläge zu vermeiden
- Gewichtsschwankungen
- hat zu „dünnes Fell"
- Hauterkrankungen (Begleittherapie)
- Heimweh
- intervallartiges Fieber (Begleittherapie)
- kann sich nicht durchsetzen
- kann sich nicht von alten Gewohnheiten lösen
- krankheitsanfällig
- Labilität, ist labil
- lässt sich unterdrücken
- leicht beeinflussbar
- macht verunsicherten Eindruck
- maunzt, jammert oder schreit bei Verlust des Besitzers, Artgenossen oder der Abgabe der Jungen
- nach Amputation, Kastration (Begleittherapie)
- nach Zahnextraktion (Begleittherapie)
- Neigung zu Infektionskrankheiten (Begleittherapie)
- Neubeginn (Ortswechsel, Besitzerwechsel)
- Nierensteine (Begleittherapie)
- reagiert auf Neues mit Untugenden (Weglaufen, Unsauberkeit, Verkriechen)
- Rekonvaleszenz
- schwaches Muskelgewebe (Begleittherapie)
- stressanfällig
- Tierheim – bei bevorstehendem Wechsel in neues Zuhause, erleichtert Eingewöhnung
- Überempfindlichkeit (auch bei Geräuschen)
- Übergang in neue Lebensphase – Zahnwechsel, Geschlechtsreife, Trächtigkeit
- Umzug – vermisst altes Zuhause
- Unsauberkeit
- Unsicherheit
- unterstützend bei Veränderungen aller Art
- Veränderungen werden schwer verkraftet
- vermehrt auftretender Parasitenbefall (Begleittherapie)
- vermisst abgegebene Junge
- Verstopfung (Begleittherapie)
- vor dem ersten Deckakt – bei unsicherer Kätzin/Kater
- vor größeren und längeren Reisen, Autofahrten, Ortswechsel
- vor Massagen und chiropraktischen Behandlungen (Begleittherapie)
- wehleidig
- wenn Erstreaktionen bei Behandlungen häufig auftreten
- Zahnwechsel

ken sind. Katzen schnurren auch, um sich selbst zu beruhigen und sich Sicherheit zu geben – hier trifft man es an.

Mit Artgenossen kommt sie nicht besonders gut aus. Sie lässt sich sehr leicht von ihnen unterdrücken und kann regelrecht zum Prügelknaben für andere Katzen werden. Auch Erstgeburten können bei dieser Katze ein Trauma hinterlassen. Walnut kann daher auch bei Phasen wie erste Trächtigkeit, Geburt oder Zahnwechsel, der sich schwierig und schmerzhaft gestaltet, eingesetzt werden.

Bei Besitzerwechsel oder Abgabe in ein Tierheim zieht sich die Katze zurück und hinterlässt einen resignierten Eindruck.

Um der Walnut-Katze helfen zu können, ist die wichtigste Voraussetzung, ein intensives Vertrauensverhältnis herzustellen. Alles muss mit sehr viel Ruhe geschehen, also keine laute Stimme und keine zu schnellen Bewegungen. Walnut kann auch als Sterbehilfe eingesetzt werden, es erleichtert der Katze den Übergang in den Tod.

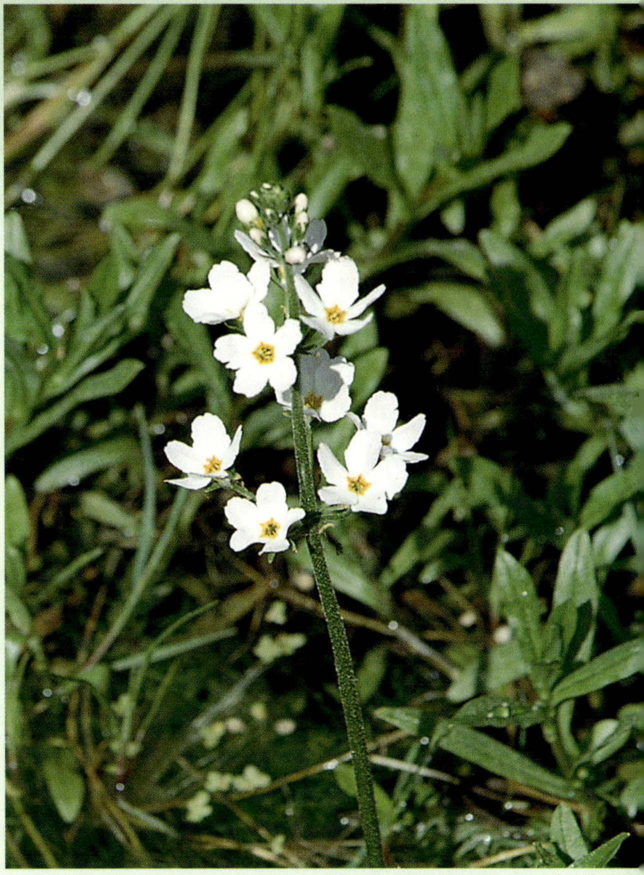

Water-Violet – Sumpfwasserfeder (Hottonia palustris)
Foto: IPO

Water Violet – Sumpfwasserfeder – Kontaktblüte – Farbe Grün

Die Water-Violet-Katze drückt in ihrer Haltung Stolz und Selbstbewusstsein aus. Ihren Kopf trägt sie hoch erhoben, ihr Schwanz ist meist senkrecht aufgestellt, aber bei genauerer Betrachtung zeigt die Schwanzspitze leicht nach unten. Sie verdeckt gut ihre kleinen Ängste. Als Einzelkatze ist sie im Allgemeinen unproblematisch.

Dieses stolze und unnahbare Verhalten wird häufig von den Besitzern einer solchen Katze mit der Aussage dokumentiert: „Typisch Katze – eine Katze ist eben ein Einzelgänger und lässt sich nichts sagen. Die Katze braucht uns nur als Dosenöffner."

Trotzdem hat die Water-Violet-Katze Probleme. Sie meidet enge Sozialkontakte zu Menschen sowie zu Artgenossen und will nicht angefasst oder gestreichelt werden. Sie distanziert sich lieber, ihre Reserviertheit kann sogar in Selbstisolation enden. Die Water-Violet-Katze ist ein richtiger Einzelgänger.

Lärm und Hektik versucht sie entweder zu entkommen, indem sie sich verzieht, jedoch nicht in dunkle Verstecke, sondern meist in einen anderen Raum oder sie sitzt da und faucht ab und zu leise. Erhöhte Positionen zum Ruhen und Beobachten sind bei ihr sehr beliebt. Entweder springt sie auf das höchste Podest ihres Kratzbaumes oder auf den Schrank oder ins Bücherregal. Von hier kann sie alles überblicken und ist aus dem Einzugsbereich ihres Besitzers weit genug entfernt.

Gegen Artgenossen verteidigt sie ihre Sitzpositionen heftig. Sie spielt und beschäftigt sich nicht mit anderen Katzen, sie hält Distanz und schließt auch sonst keine enge Freundschaft mit ihnen. Von selbst beginnt die Water-Violet-Katze keine Streitereien mit Artgenossen. Bei aufdringlichen Kontaktversuchen aber faucht sie heftig. Mitunter knurrt sie zur Warnung, verzieht sich die andere Katze dann immer noch nicht, kann sich daraus ein heftiger Kampf entwickeln.

Die Water-Violet-Katze ist eine unnahbare Einzelgängerin. (Foto: U. Schanz)

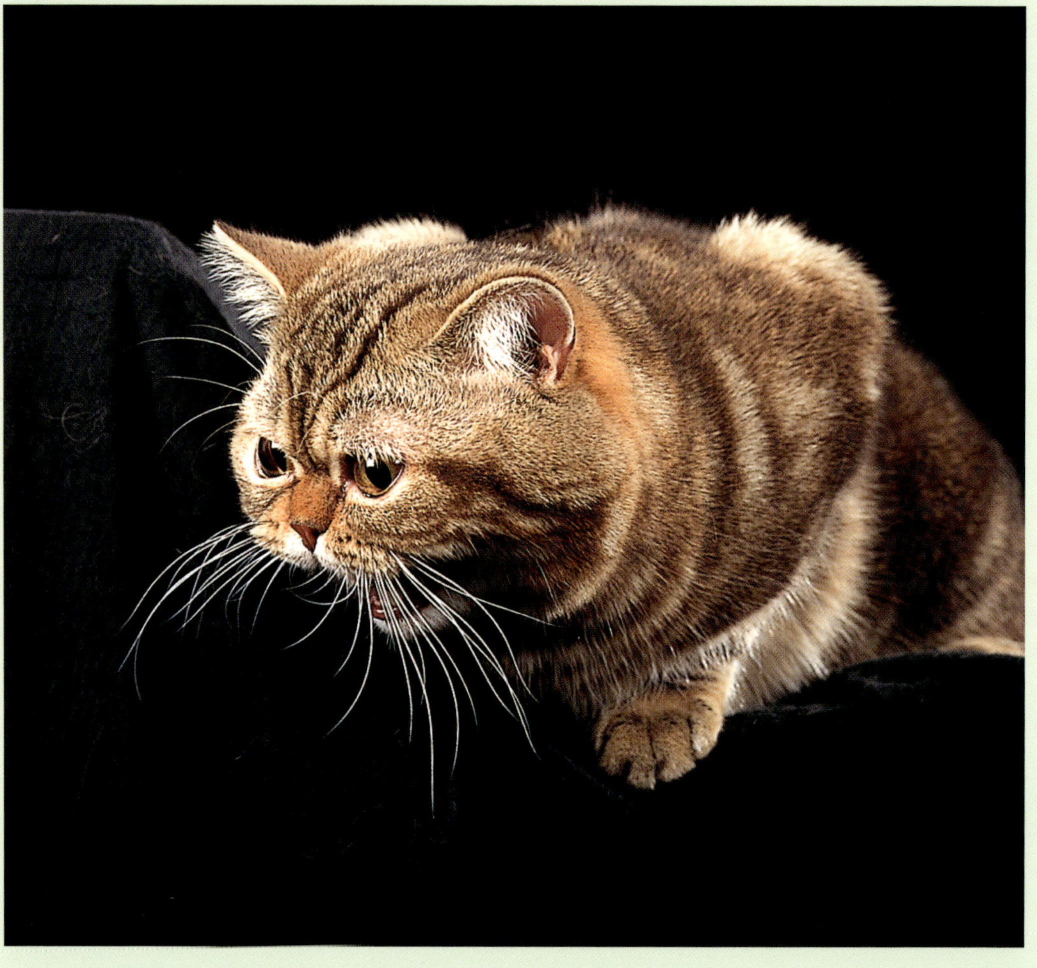

WATER VIOLET

Symptome

- Aggressivität
- Allergien (Begleittherapie)
- Anpassungsschwierigkeiten
- Arthritis, Arthrose (Begleittherapie)
- ausgeprägte Persönlichkeit
- beobachtet Geschehen von sicheren, erhöhten Positionen
- Berührungsangst
- beschäftigt sich hauptsächlich mit sich selbst
- beschäftigt sich lieber mit sich selbst
- eigensinnig
- Einzelgänger
- geht bei Menschen und Artgenossen auf Distanz
- geht Kontakten aus dem Weg
- Gelenkschwäche (Begleittherapie)
- hält Distanz zu anderen
- Hauterkrankungen (Begleittherapie)
- Interesselosigkeit
- ist reserviert
- Katzenschnupfenkomplex (Begleittherapie)
- kontaktscheu, Kontaktschwierigkeiten
- lässt niemanden an sich heran
- maunzt viel
- meidet Kontakt zu Artgenossen
- meidet körperlichen Kontakt
- reagiert aggressiv, wenn Artgenosse zu nahe kommt
- schlechte Sozialisation
- spielt nicht mit Artgenossen
- stark ausgeprägte Unabhängigkeit
- starkes Selbstvertrauen, Selbstbewusstsein
- übersteigertes Selbstbewusstsein
- Unnahbarkeit
- Verdauungsprobleme (Begleittherapie)
- verschlossen
- Verspannungen im Halswirbelsäulenbereich (Begleittherapie)
- versteifte Gelenke (Begleittherapie)
- verträgt keinen Krach und keine Hektik
- wehrt sich gegen Fellpflege, will nicht angefasst werden
- weicht bei Berührung aus, krallt und faucht
- will alleine sein
- will in Ruhe gelassen werden
- will nicht gestreichelt werden
- Wirbelsäulenbeschwerden (Begleittherapie)
- wirkt arrogant
- wirkt stolz, unnahbar
- zieht sich oft zurück

Die Fellpflege ist bei ihr kein leichtes Spiel, da sie sich allgemein nicht gern anfassen lässt. Sie faucht, kratzt und beißt dabei fürchterlich um sich.

Der Grund für dieses Verhalten der Katze kann in einer zu frühen Wegnahme von der Mutter liegen. Junge, die mutterlos aufgezogen wurden, können ebenfalls derartige Symptome zeigen, ebenso Katzen, bei denen es zum Besitzerwechsel zwischen der Säugezeit und dem ersten Lebensjahr kommt. Lernt eine Katze beispielsweise als Baby keine Menschen kennen, hat sie auch im weiteren Verlauf ihres Lebens Probleme, sich in eine Familie und auf engem Raum mit Artgenossen einzuordnen.

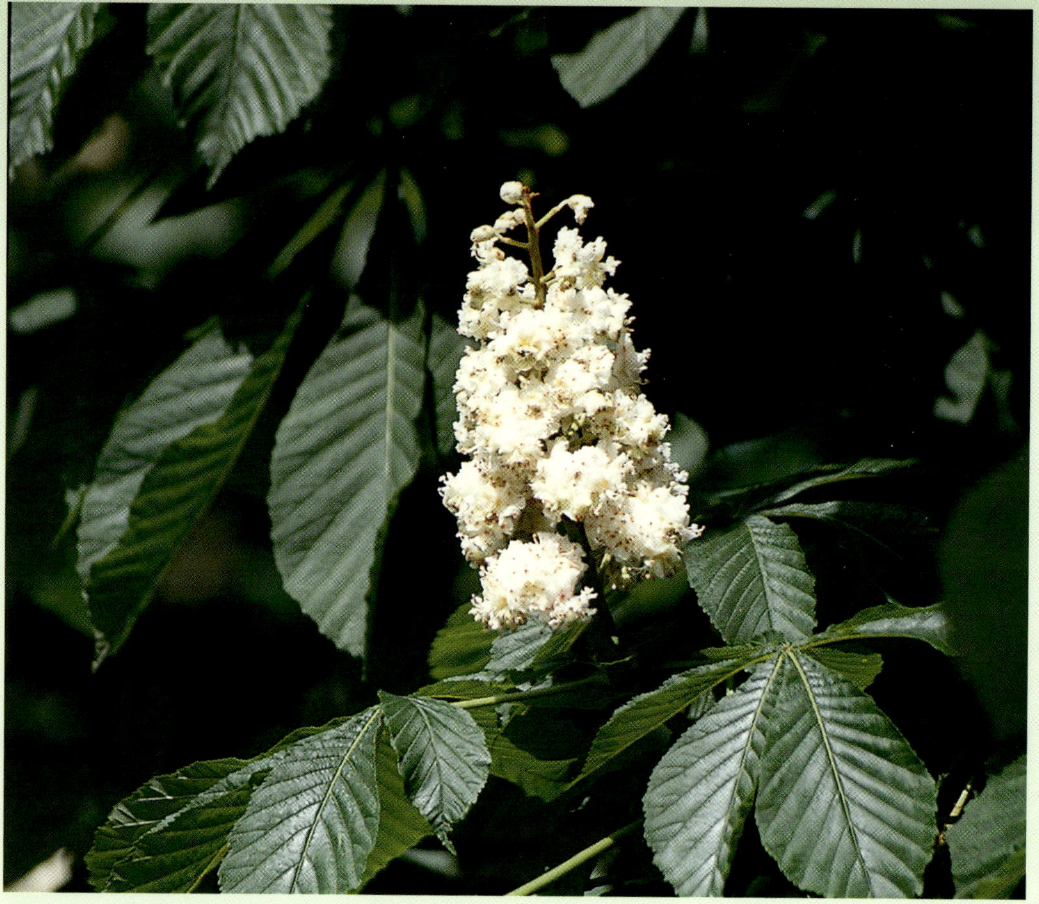

White-Chestnut – Rosskastanie (Aesculus hippocastanum)
Foto: IPO

White Chestnut – Rosskastanie – Klarheitsblüte – Farbe Türkis

Die White-Chestnut-Katze steht neuen Dingen sehr skeptisch, aber neugierig gegenüber. Sie geht nicht forsch an Dinge heran, die sie interessieren. Sie beobachtet dafür das Objekt ihrer Neugierde sehr ausgiebig.

Ihre Konzentrationsfähigkeit ist nicht gut ausgeprägt. Das fällt beim Spielen mit der Katze auf. Sie lässt sich sehr leicht ablenken. Dazu genügt es, wenn eine andere Person durch das Zimmer geht. Auf der Stelle heftet sich die Katze an deren Fersen, pfötelt an den Beinen oder läuft nur hinterher, um zu sehen, was weiter geschieht. Eine Mücke, die während des Spiels an ihr vorbeifliegt, versetzt die White-Chestnut-Katze sofort in helles Entzücken. Ihre ganze Aufmerksamkeit gilt nun dieser Mücke. Aber sie setzt ihr nicht nach, um sie zu fangen. Sie beobachtet und beobachtet ... Sie geht ein paar Schritte darauf zu, schaut wieder, geht wieder zurück, immer wieder vor und zurück. Sie ist so fasziniert, dass sie kaum zur Ruhe kommt. Selbst wenn das Objekt, welches sie beobachtete, längst verschwunden ist, hat man den Eindruck, als würden sich ihre Gedanken immer noch damit beschäftigen. Sie schaut immer noch gedankenverloren hinterher.

Dadurch macht die White-Chestnut-Katze oft einen abwesenden Eindruck. So findet man die Katze häufig auf ihrem Ruheplatz vor sich hindösend vor. Sie starrt einfach in die Ferne und merkt nicht einmal, dass ihr Besitzer gerade heimgekommen ist. Sie ist auch nicht ansprechbar. Geht man auf die Katze zu und stupst sie leicht an, hat man das Gefühl, sie aus weiter Ferne zurückzuholen. Durch dieses Verhalten ist die Katze nie richtig entspannt.

Und diese innere Anspannung führt häufig zu Aggressionen, die die Katze fast ausschließlich gegen sich selbst richtet in Form von ständigem, übertriebenem Putzen, Fellrupfen oder Beknabbern der Pfoten. Auch dabei ist sie geistig abwesend. Sie lässt sich kaum von ihren Handlungen abbringen. Gerade beim ständigen Kratzen und Beknabbern fügt sich die Katze Verletzungen zu, die sekundär zu Hauterkrankungen führen wie Rötungen, Pusteln, Ekzeme und Ähnlichem und die noch dazu Juckreiz hervorrufen können.

Der Schlaf der White-Chestnut-Katze ist sehr unruhig, sie entspannt sich nicht. Sie wechselt oft ihren Ruheplatz, wandert umher, knirscht im Schlaf mit den Zähnen oder maunzt und gurrt vor sich hin. Übrigens: Das Maunzen und Gurren kann sie auch sehr gut im wachen Zustand. Insgesamt ist die White-Chestnut-Katze ein sehr unruhiger und nervöser Zeitgenosse.

Symptome

- Ablenkbarkeit, lässt sich leicht ablenken
- Allergien (Begleittherapie)
- Albträume
- Anspannung
- antriebslos
- Augenerkrankungen (abklären! Begleittherapie)
- bei Tadel oder Strafe beleidigt
- beißt sich Fell aus (Autoaggression)
- beknabbert sich (Autoaggression)
- Bewegungsdrang (Ersatzhandlung)
- Dauerraunze (Begleittherapie)
- Dauerstress durch Reizüberflutung
- Epilepsie (Begleittherapie)
- erschöpft
- fehlende Entspannung
- fehlende innere Ruhe
- Fieber in Intervallschüben (Begleittherapie)
- fixiert mit den Augen einen weit entfernten Punkt
- geistige Übererregung
- geräuschempfindlich
- Herzerkrankungen (Begleittherapie)
- immer wiederkehrende Infektionskrankheiten (Begleittherapie)
- ist unruhig
- ist von einer Sache regelrecht besessen (Fellbeißen, Kratzen, sexuelle Bedürfnisse)
- kann nicht abschalten
- kann sich auf Spiel schwer konzentrieren
- Katzenschnupfen (Begleittherapie)
- Katzenseuche (Begleittherapie)
- Konzentrationsschwäche
- Krankheiten heilen schlecht (Begleittherapie)

WHITE CHESTNUT

- Krankheiten, die durch bestimmte Auslöser immer wieder auftreten (Begleittherapie)
- leckt sich mit der Zunge ständig gedankenverloren über das Mäulchen
- lindert Schmerzen (Begleittherapie)
- Mangel an Aufmerksamkeit
- maunzt und murrt ohne Grund, auch nachts
- maunzt, jammert und gurrt grundlos vor sich hin
- nachtragend
- Neigung zu immer derselben Verletzung
- Neigung zu Krämpfen
- nervös, hibbelig
- Nervosität durch Stress
- nicht ausheilende Krankheiten (Begleittherapie)
- Ohrentzündungen (Begleittherapie)
- periodisch auftretende Erkrankungen (Begleittherapie)
- reagiert nicht auf Ansprache, da mit einer anderen Sache beschäftigt
- rheumatische Beschwerden, die immer bei Regenwetter auftreten (Begleittherapie)
- Ruhelosigkeit
- schwaches Selbstvertrauen
- sieht und hört nichts, abwesend
- Stereotypien wie ständiges Beknabbern
- Sturheit, ist stur
- Unausgeglichenheit
- Unfallneigung
- unruhiger Schlaf
- verschlossen
- Verstopfung (Begleittherapie)
- wirkt abwesend, trotzdem angespannt
- Zähneknirschen
- Zusammenbruch (Begleittherapie)

Ihre innere Anspannung richtet die White-Chestnut-Katze gegen sich selbst. (Foto: B. Schellhammer)

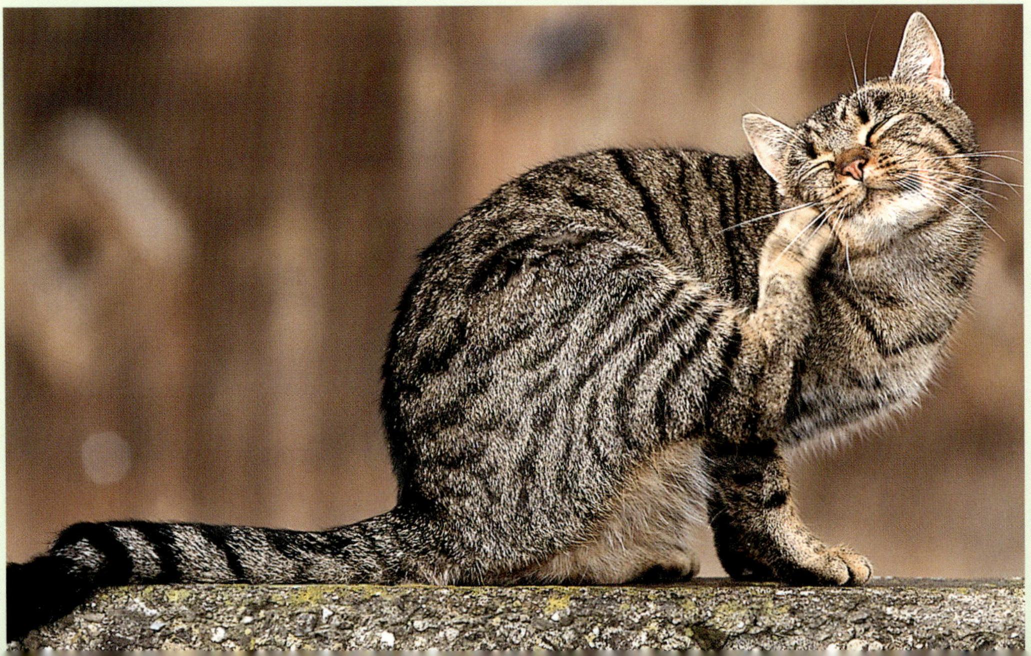

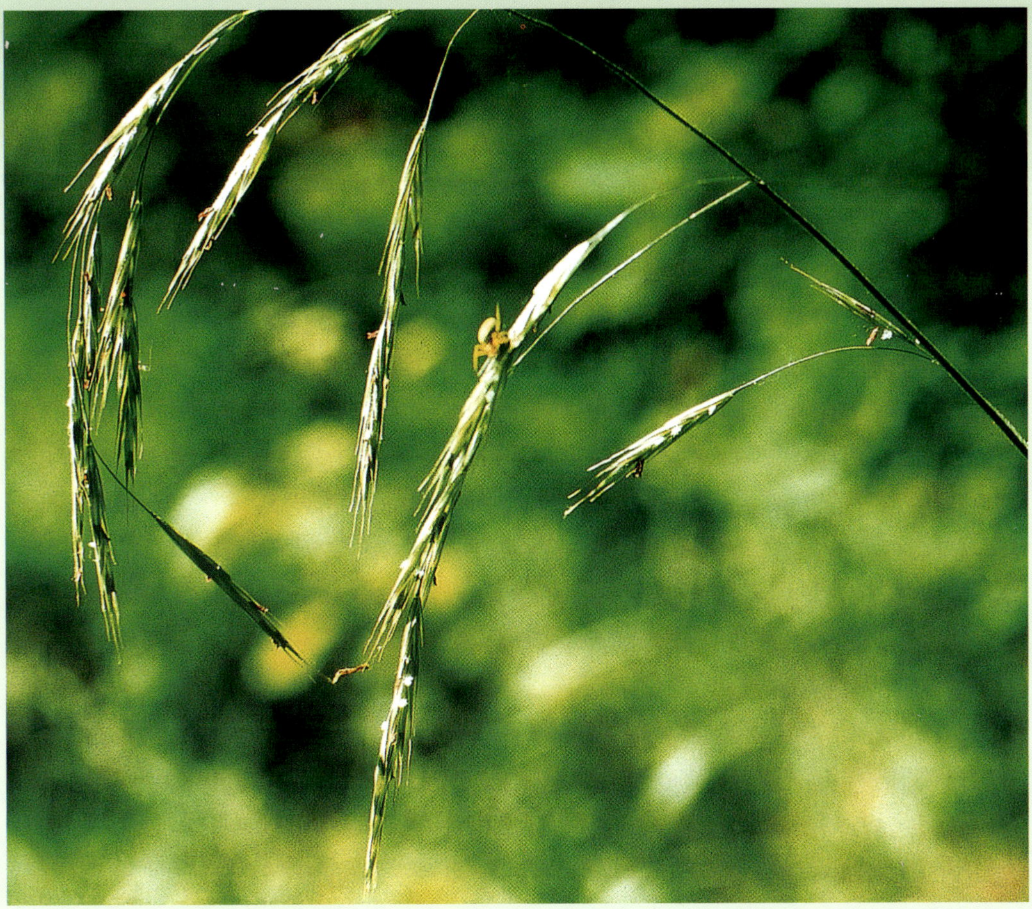

Wild-Oat – Waldtrespe (Bromus ramosus)
Foto: Andreas Bock, Institut für Bachblütentherapie

Wild Oat – Waldtrespe – Sinnfindungsblüte – Farbe Rot

Die Wild-Oat-Katze ist lernwillig, interessiert und ständig auf der Suche nach Neuem. Wenn man diese Katze beobachtet, hat man das Gefühl, als würde sie nie erwachsen. Sie ist lustig, neugierig und sprunghaft wie ein kleines Kitten und sehr kreativ in ihrem Tatendrang. Sie probiert ständig etwas aus, untersucht alles genau. Das bedeutet, sie zerkratzt Fenster, Türen und Tapeten, zerstört Polster oder befördert alle möglichen Gegenstände von Schränken oder Tischen hinunter, wenn sie allein ist. Ihr fällt da allerhand ein.

Da diese Katze sich für alles interessiert, ist ihre Konzentrationsfähigkeit auf eine Sache sehr gering. Beginnt ihr Besitzer ein Spiel mit ihr, saust sie freudig maunzend hin und her. Ihre Begeisterung hält aber nicht lange an. Kaum entdeckt sie ein anderes Spielzeug, ist dieses interessanter und sie stürzte sich darauf.

Eines kann die Wild-Oat-Katze nicht ausstehen: Langeweile! Sie will sich beschäftigen. Kann sie dies nicht, liegt sie bei Anwesenheit des Besitzers gelangweilt da und macht einen unzufriedenen Eindruck. Räumt man ihr Spielzeug weg und sie hat kaum Möglichkeiten, sich anderweitig „Dummheiten“ einfallen zu lassen, beginnt sie sich selbst zu beknabbern, was in regelrechter Selbstzerstörung enden kann. Auch Aggressionen gegen andere sind dabei möglich. Menschen werden von ihr attackiert, gezwickt oder gebissen.

Mit Artgenossen kommt sie eigentlich recht gut aus, vorausgesetzt, sie beschäftigen sich mit ihr. Will eine andere Katze ihre Ruhe haben, kann es jedoch zu Streit und kleineren Raufereien kommen.

In einem sehr ruhigen Haushalt gefällt es der Wild-Oat-Katze nicht. Sie miaut und maunzt ständig, um damit ihr Unbehagen anzuzeigen. Unsauberkeit aus Protest sind dann keine Seltenheit.

Die Wild-Oat-Katze neigt dazu, jede sich bietende Gelegenheit auszunutzen, um in die Freiheit zu kommen. Eine offene Tür oder ein offenes Fenster sind die beste Gelegenheit, die große, weite Welt zu entdecken. Ihre Neugierde lässt sie sofort handeln.

Um dieser Katze gerecht zu werden, sollte der Besitzer viel Kreativität an den Tag legen. Wichtig ist dabei, die Konzentrationsfähigkeit der Katze zu fördern. Dazu sollte man wirklich nur ein Spielobjekt verwenden und alles andere vorher wegräumen. Bemerkt man beginnende Interesselosigkeit, versucht man, mehr Überraschung in das Spiel zu bringen. Wenn man beispielsweise eine klappernde Angel nur einfach hin und her schwenkt, verliert die Katze schnell das Interesse. Eine Maus in der freien Natur ist in ihrer Reaktionsweise für die Katze auch nicht berechenbar. Das ist es, was die Katze benötigt. Sie will lernen und sich nicht langweilen.

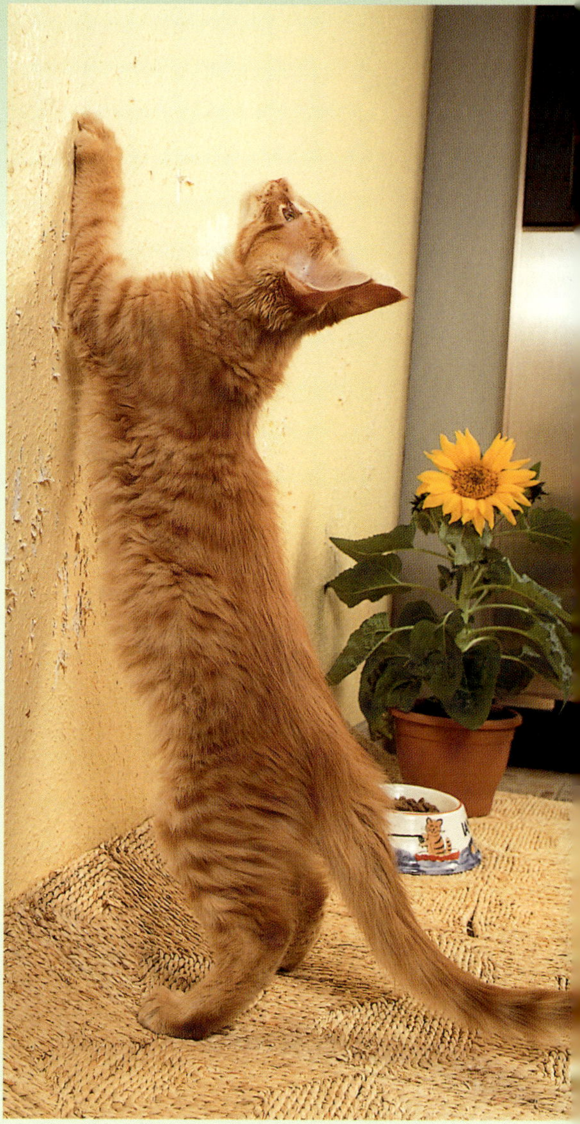

Eine Wild-Oat-Katze macht auch vor Tapeten nicht Halt. (Foto: U. Schanz)

WILD OAT

Symptome

- Aggressivität
- Anpassungsschwierigkeiten
- Appetitlosigkeit
- Augenerkrankungen (Begleittherapie)
- Automutilation, Selbstverstümmelung
- Bauchspeicheldrüsenerkrankungen (Begleittherapie)
- begeistert sich leicht für Neues
- bei unveränderten Krankheitszuständen (Begleittherapie)
- beknabbert sich selbst aus Langeweile (Ersatzhandlung)
- Einstiegsbehandlung, scheint zu viele Blüten zu benötigen
- Einzelgänger
- ewiger Säugling
- fehlende Ausdauer
- fehlende Kraft bei Erkrankung (Begleittherapie)
- Fresssucht (Ersatzhandlung)
- Hansdampf in allen Gassen
- hat Begeisterung, Überschwang
- hat zu viele Interessen
- Hypersexualität
- immer wieder aufflackernde Erkrankungen (Begleittherapie)
- immer wieder aufbrechende Wunden (Begleittherapie)
- impulsiv
- ist nur kurzfristig für etwas zu begeistern
- keine Ausdauer
- kontaktscheu
- Konzentrationsschwäche
- langweilt sich schnell
- launisch, wechselnde Stimmungen
- leicht ablenkbar
- lernt leicht, dadurch kommt schnell Langeweile auf
- macht gelangweilten Eindruck
- mangelndes Durchhaltevermögen
- markiert, auch durch übersteigerten Sexualtrieb
- Muskelverkrampfungen (Begleittherapie)
- neigt zu Ersatzhandlungen wie extremes Beknabbern
- ohne Ziel und Ausdauer
- passiver, stiller Einzelgänger
- Prellungen, Zerrungen (Begleittherapie)
- rastlos, unruhig
- reißt aus Langeweile an Gardinen
- Rekonvaleszenz
- schnell gelangweilt, da gute und schnelle Auffassungsgabe
- Schwäche ohne erkennbaren Grund
- streunt tagelang (Freigänger) aus Langeweile
- überlässt Junge nach der Geburt sich selbst
- unausgeglichen
- unbeständig
- Unentschlossenheit
- Unsauberkeit
- unterfordert
- unternehmungslustig
- verliert schnell das Interesse
- wirft Gegenstände herunter
- wirkt gleichgültig
- Zahnfleischentzündungen (Begleittherapie)
- zappelig, nervös
- Zerstörungswut

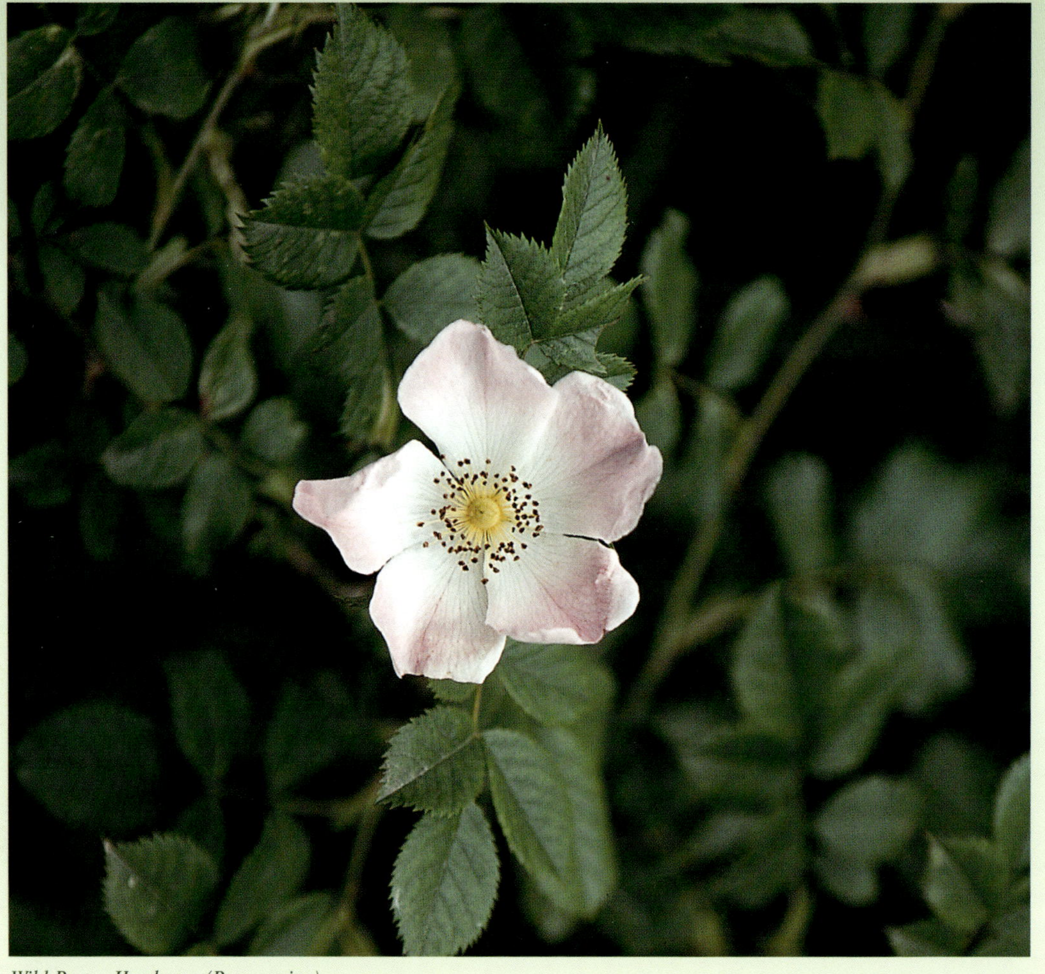

Wild-Rose – Hundsrose (Rosa canina)
Foto: IPO

Wild Rose – Heckenrose – Zuversichtsblüte – Farbe Gelb

Die Wild-Rose-Katze ist eher ruhig und besonnen. Sie fügt sich gut ein, ist angenehm und umgänglich mit ihrer Familie sowie mit anderen Tieren. Sie meidet Auseinandersetzungen und verträgt sich gut mit ihren Artgenossen. Da sie nicht aufdringlich ist, wird sie auch von ihnen akzeptiert.

Die Wild-Rose-Katze besitzt meistens von Geburt an eine eher schwächliche Konstitution. Geriet diese Katze in falsche Hände und musste viel Leid oder Qualen ertragen, zeigt sie sich bei Besitzerwechsel desinteressiert, müde und ausgelaugt bis apathisch. Sie aus der Reserve zu locken ist dann sehr schwierig. Fast alle Versuche, die Katze zu einem Spiel zu animieren, scheitern. Am liebsten zieht sie sich zurück oder verkriecht sich. Man hat das Gefühl, als hätte sie vor dem Leben kapituliert. Das Ganze kann sich noch steigern bis zur Futterverweigerung, selbst Wasser nimmt die Katze oft kaum noch auf. (Versuche, ihr Milch anzubieten, scheitern meist genauso.) Die Körperhaltung der Katze zeigt Resignation. Ihr Kopf hängt müde nach unten, auch ihre Bewegungen sind sehr langsam und eher müde. Die Augen sind stumpf und ausdruckslos, sie zeigen Leere. Die Katze wird unsauber, da sie Urin- und Kotabsatz durch ihre Schwäche kaum noch kontrollieren kann. In diesem Zustand lässt sich die Wild-Rose-Katze alles gefallen.

Durch die Schwäche und Lustlosigkeit neigt die Katze zu den verschiedensten Krankheiten. Bei schweren Erkrankungen kommt es bei ihr sehr schnell zu Apathie. Durch diese Interesselosigkeit oder Apathie könnte man glauben, die Katze will nicht mehr leben, sie gibt sich regelrecht selbst auf. Die Wild-Rose-Katze nimmt ihr Schicksal klaglos hin, sie wehrt sich gegen nichts und niemanden.

Viel Geduld ist vom Besitzer gefordert, um diese Katze wieder etwas Interesse an der Gegenwart zu vermitteln. Sie muss immer wieder vorsichtig an Spiel und Streicheleinheiten gewöhnt werden.

Symptome

- abgeschlagen, matt
- Abmagerung (Ursache erst abklären!)
- Abwehrschwäche
- Allgemeinbefinden wird immer schlechter (Begleittherapie)
- Anämie (Begleittherapie)
- Angst – aller Lebenswille scheint dadurch erloschen zu sein
- anhaltende Müdigkeit
- Antriebsschwäche
- Apathie (Begleittherapie)
- Appetitlosigkeit
- Augenausdruck: stumpf, traurig, leer
- bei Fehl- oder Totgeburt
- bei kräftezehrenden Krankheiten (Begleittherapie)
- bei Krankheiten mit unklaren Anzeichen (Begleittherapie)
- Bewegungsunlust, bewegt sich wenig
- bisher ruhiges Tier wird plötzlich überaktiv
- chronische Krankheiten (Begleittherapie)
- Desinteresse
- energielos
- Erschöpfung
- erträgt alles geduldig, ohne Widerstand
- fehlende Energie
- fehlende Motivation
- fehlende Vitalität
- Fresssucht (Begleittherapie)
- fügt sich in seine Krankheit
- FUS (Begleittherapie)
- hat sich mit Schicksal abgefunden
- innerer Rückzug
- Interesselosigkeit
- ist gleichgültig
- ist schlaff
- ist träge, phlegmatisch
- jammert bei Schmerzen nicht mehr
- Körperhaltung signalisiert Resignation
- kraftlos
- krankheitsanfällig
- kümmert sich nicht mehr um sich selbst (Pflegeverhalten)

WILD ROSE

- lässt alles mit sich geschehen
- Lähmungserscheinungen (Begleittherapie)
- Lebererkrankungen (Begleittherapie)
- Leukose (Begleittherapie)
- Lustlosigkeit
- macht Eindruck von Schmerzen; ohne äußeren Anzeichen
- meidet Auseinandersetzungen
- Müdigkeit
- nach Blutverlusten (Tierarzt! Begleittherapie)
- Nierenerkrankungen (Begleittherapie)
- Rekonvaleszenz
- Schilddrüsenunterfunktion (Begleittherapie)
- schlechte Erfahrung kann nicht verarbeitet werden
- Schwäche (Begleittherapie)
- schwacher Bewegungsapparat, meist von Geburt an
- schwere Erkrankungen (Begleittherapie)
- starrt nur noch vor sich hin
- Sterbehilfe
- Stoffwechselstörungen (Begleittherapie)
- Teilnahmslosigkeit
- Therapieversagen – Blockade
- unterstützt schnellere Heilung bei Verletzungen (Begleittherapie)
- Verspannungen der Halswirbelsäule (Begleittherapie)
- Verstopfung (Begleittherapie)
- verweigert bei Krankheit Nahrung, eventuell auch Medikamente
- verweigert Futter und Wasser
- willensschwach
- zeigt keine Lebensenergie mehr

Auch die Wild-Rose-Katze reagiert in der Krise mit Futterverweigerung. (Foto: U. Schanz)

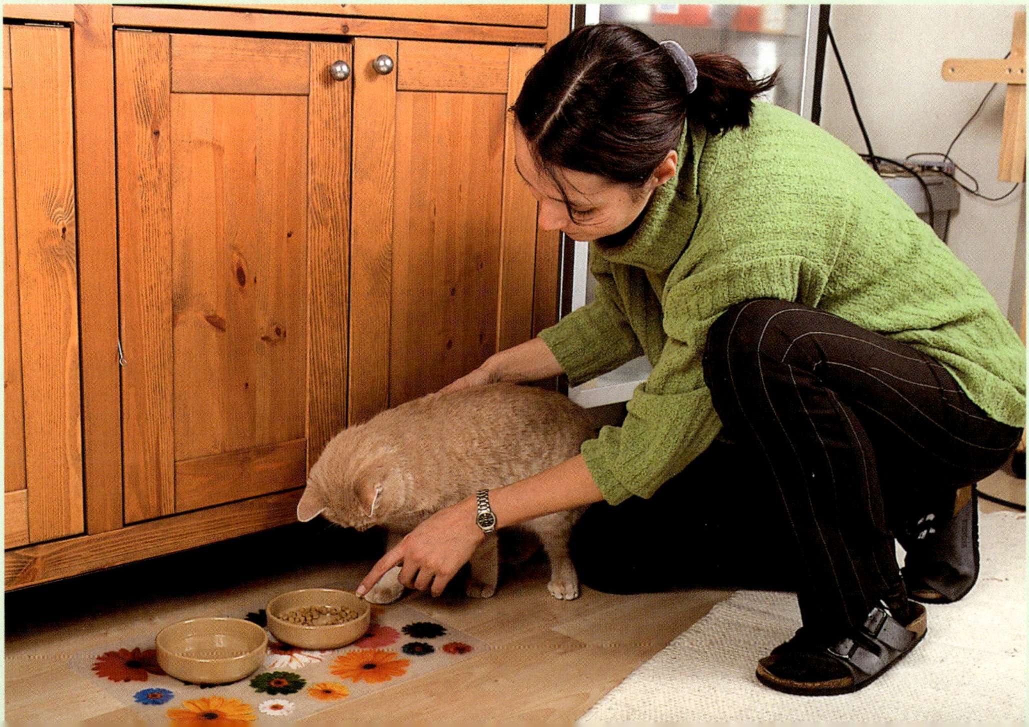

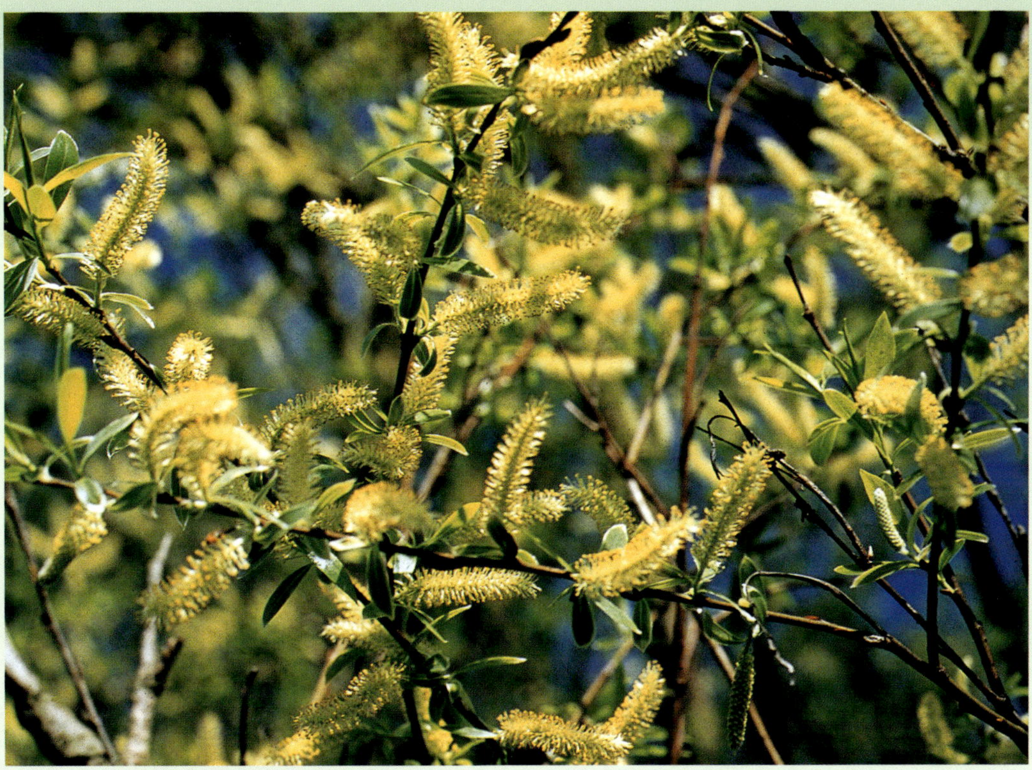

Willow – Gelbe Weide (Salix vitellina)
Foto: Andreas Bock, Institut für Bachblütentherapie

Willow – Gelbe Weide – Versöhnungsblüte – Farbe Orange

Die Willow-Katze wirkt immer unzufrieden, mürrisch und launisch, sie zeigt sich beinahe feindselig. Eine intensive Beziehung zu dieser Katze zu hegen oder aufzubauen ist fast nicht möglich.

Kommt die Katze zu ihrem Besitzer und er will sie streicheln, lässt sie es sich eine Weile gefallen, aber sie schnurrt nicht wie andere Katzen, sondern gibt Knurrlaute von sich und faucht auch leise. Urplötzlich verschwindet sie wieder. Wird sie festgehalten, schlägt sie mit der Pfote zu. Sie hinterlässt den Eindruck, als hätte man sie während des Streichelns fortwährend geärgert oder gezwickt.

Sie verbreitet im ganzen Haus schlechte Laune, die nach längerer Zeit fast schon ansteckend wirkt. Kontakte zu ihren Artgenossen sucht sie nicht – im Gegenteil, sie faucht andere Katzen bei Annäherung kräftig an und knurrt auch dabei. Sie verkriecht sich jedoch nur in den seltensten Fällen. Das Gleiche gilt für fremde Menschen. Wenn ihr Besitzer nach Hause kommt, begrüßt sie ihn nicht. Es interessiert sie nicht. Zum Spielen lässt sie sich kaum animieren. Sollte sie sich doch auf ein kurzes Spiel einlassen, wirkt sie

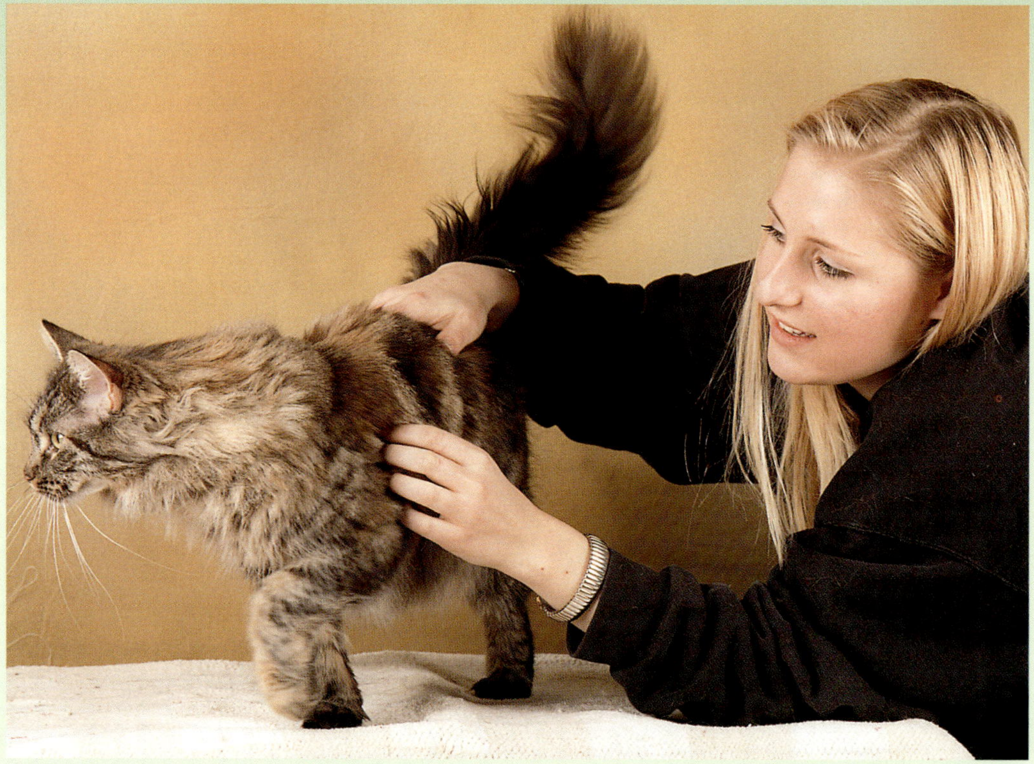

Ehrliche und intensive Zuwendung will die Willow-Katze, sonst wird sie mürrisch. (Foto: U. Schanz)

dabei genervt. Sie verlässt ziemlich schnell mit herabhängendem Kopf das Spielfeld. Ein Fremder könnte den Eindruck gewinnen, der Katze wären dabei Schmerzen zugefügt worden.

Wird die Katze überrascht, beim Fressen oder anderen Dingen gestört, lässt sie ihre schlechte Laune an dem aus, der sich gerade in der Nähe befindet. Sie beißt schnell zu oder kratzt heftig.

Die Ursache für ein derartiges Verhalten findet man häufig in einer nicht artgerechten Haltung begründet. Die Willow-Katze reagiert sehr sensibel auf Vernachlässigung durch ihren Besitzer. Sie merkt sehr genau, dass sie eigentlich niemand mehr richtig liebt. Der Ärger und Frust, den die Katze im Laufe der Zeit aufbaut, richtet sich in erster Linie gegen sich selbst. Je länger der Zustand andauert, desto eher führt es dann zu organischen Störungen.

Es ist keine Katze, die einfach nebenher im Haushalt mitläuft. Sie will eigentlich, dass man sich intensiv und ehrlich um sie kümmert. Halbherzigkeiten erkennt sie sehr schnell und quittiert sie mit Knurren, Fauchen und Rückzug aus dem Familienleben.

Widmen Sie sich dieser Katze intensiv und ohne anderweitige Ablenkung. Mit Willow, Geduld, mehr ehrlicher Zuneigung, intensiver Beschäftigung und Spiel wird wieder eine freundliche Katze aus ihr. Vorsichtig und skeptisch wird sie jedoch noch eine ganze Weile bleiben.

WILLOW

Symptome

- Aggressionen
- Allergien (Begleittherapie)
- Altersbeschwerden
- angestaute Wut
- Anpassungsschwierigkeiten
- Aufsässigkeit
- beißt schnell bei vermeintlicher Bedrohung
- Bösartigkeit, hat sich langsam aufgebaut
- Darmerkrankungen (Begleittherapie)
- eifersüchtig
- empfindlich
- fehlende Selbstbeherrschung, beißt rasch
- FIP (Begleittherapie)
- fordert Zuneigung, nicht zufrieden, wenn sie sie bekommt
- Fresssucht (Ersatzhandlung)
- Futterverweigerung
- grollt
- Hauterkrankungen (Begleittherapie)
- Herzerkrankungen (Begleittherapie)
- immer schlecht gelaunt
- innere Unruhe
- Intoleranz, ist intolerant
- kann Erfahrungen nicht verarbeiten
- Katzenschnupfenkomplex (Begleittherapie)
- knurrt häufig
- Kontaktschwierigkeiten
- Krankheiten, entstanden durch Enttäuschungen
- Launenhaftigkeit, ist launisch
- Lebererkrankungen (Begleittherapie)
- Magenschleimhautentzündung (Begleittherapie)
- maunzt, faucht und knurrt ohne Grund
- missmutig
- Misstrauen, ist misstrauisch
- murrt und knurrt ohne ersichtlichen Grund
- nach jahrelanger schlechter Erfahrung
- nach Vernachlässigung
- nachtragend
- Neigung zu wiederkehrenden Abszessen (Begleittherapie)
- niedrige Reizschwelle
- Nierenerkrankungen (Begleittherapie)
- rebelliert
- reizbar
- Rheuma (Begleittherapie)
- schnell verärgert
- Stimmungsschwankungen
- Tierheimkatzen, die auf Annäherung misstrauisch reagieren, fauchen und knurren
- Übergewicht (Begleittherapie)
- unangenehmer Hausgenosse
- unzufrieden
- Verdauungsbeschwerden – Wechsel von Durchfall und Verstopfung (Begleittherapie)
- wenig Interesse an Dingen, die ihr früher Freude bereitet haben
- will nicht spielen
- wirkt müde
- wirkt verbittert
- zieht sich gern zurück

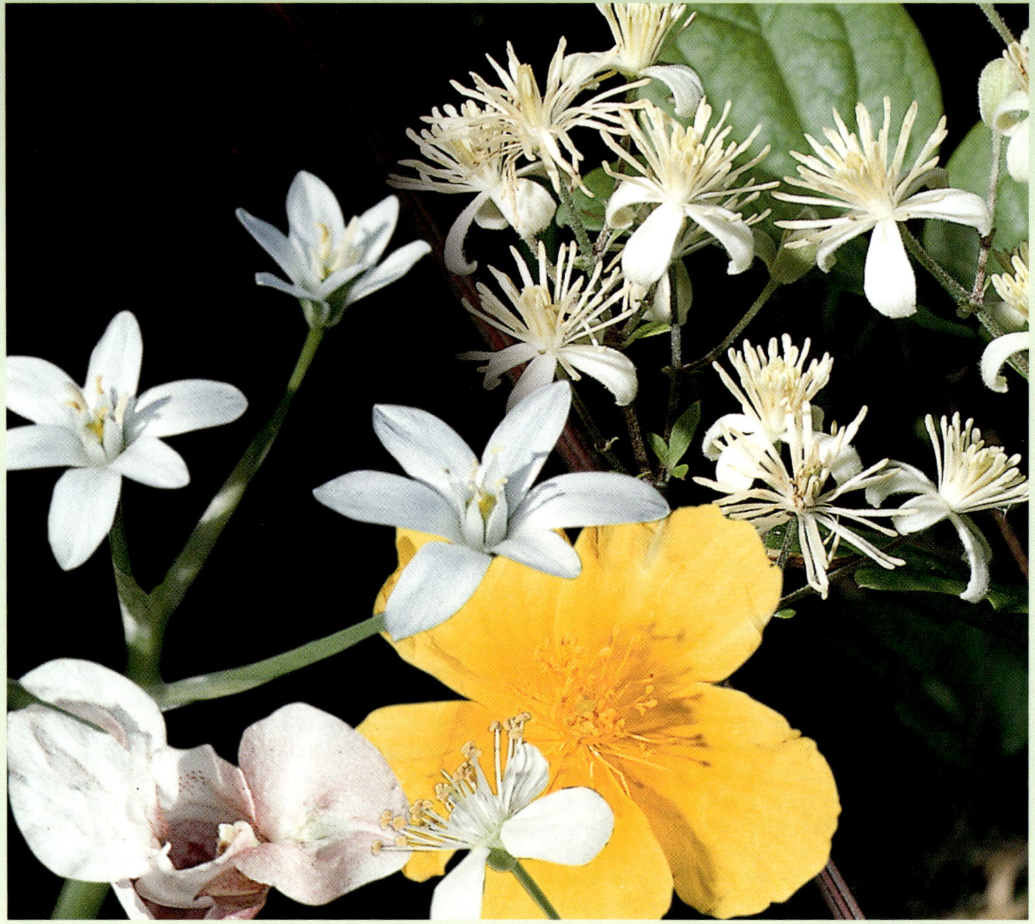

Rescue-Tropfen helfen bei einem Unfall, Schock oder extremer Belastung. Hier die Bestandteile: Star of Bethlehem, Clematis, Rock-Rose, Cherry Plum und Impatiens.

Rescue – Notfalltropfen – Farbe Magenta

Die Notfalltropfen sind eine Kombination aus fünf Bachblüten: Star of Bethlehem, Rock Rose, Impatiens, Cherry Plum und Clematis. Die Rescue-Tropfen werden zum Beispiel bei Schockzuständen, nach einem Unfall, bei Operationen oder Hitzschlag verabreicht. Auch in extremen Stresssituationen wie einer Katzenausstellung oder einem Tierarztbesuch kann Rescue verwendet werden.

Rescue-Tropfen sind nicht für eine Langzeittherapie gedacht. Sie dienen lediglich zur Behandlung eines akuten Zustandes wie vorher beschrieben. Rescue gibt es auch als Salbe. Diese findet bei Hauterscheinungen Anwendung, so zum Beispiel bei Zwischenzehenekzem, nach einem Bienen- oder Wespenstich oder bei leichten Brandverletzungen.

Symptome

Bei diesen Symptomen bitte immer einen Tierarzt aufsuchen!

- Amputationen
- Bandscheibenvorfall
- bei aggressiver Panik nach Trauma
- bei Asthmaschub
- bei Blutungen
- bei Kaiserschnitt
- bei Kastration
- bei Lähmung durch Schreck, Schock
- bei Tierheimabgabe
- bei Verletzungen durch offenes Kippfenster
- Bewusstlosigkeit
- extremer Juckreiz (auch als Salbe)
- Hitzschlag
- hohes Fieber
- Impfreaktion
- Kolik, Krämpfe
- körperlicher Zusammenbruch
- nach Kampf
- nach Schock
- nach überstandener Misshandlung
- nach Unfall, Sturz
- nach Zahnoperationen
- Panik
- Panik beim Tierarztbesuch
- Schock
- stumpfe Verletzungen
- Verbrennungen
- Vergiftungen
- Verletzungen
- vor und nach Operationen

Rescue-Tropfen sind die potente erste Hilfe bei akutem Stress oder Schock. (Foto: IPO)

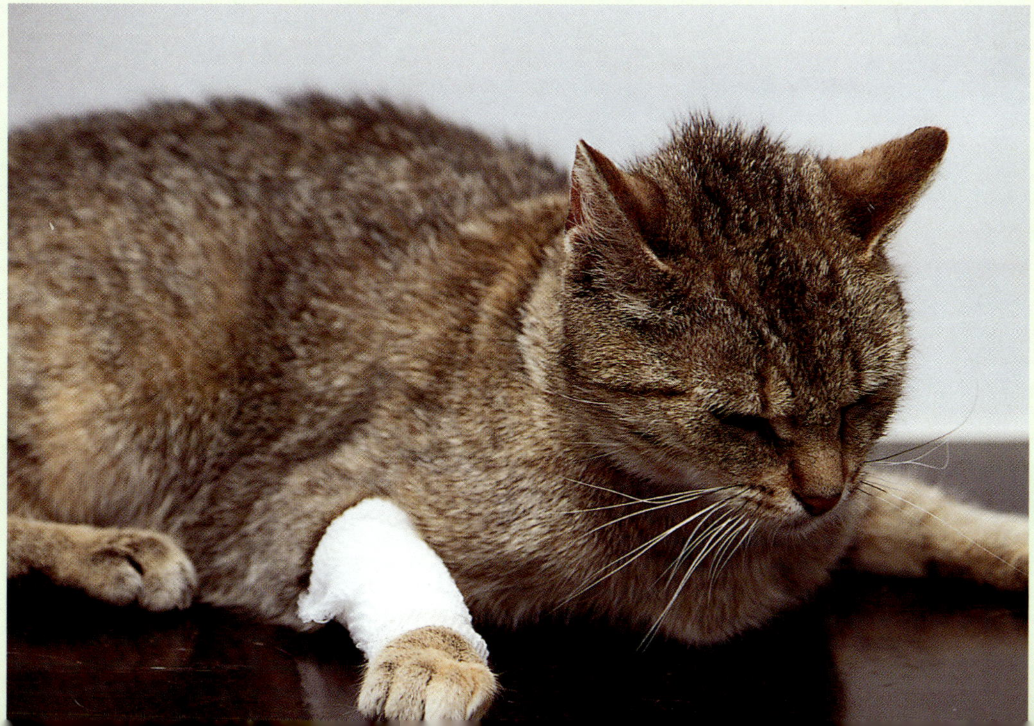

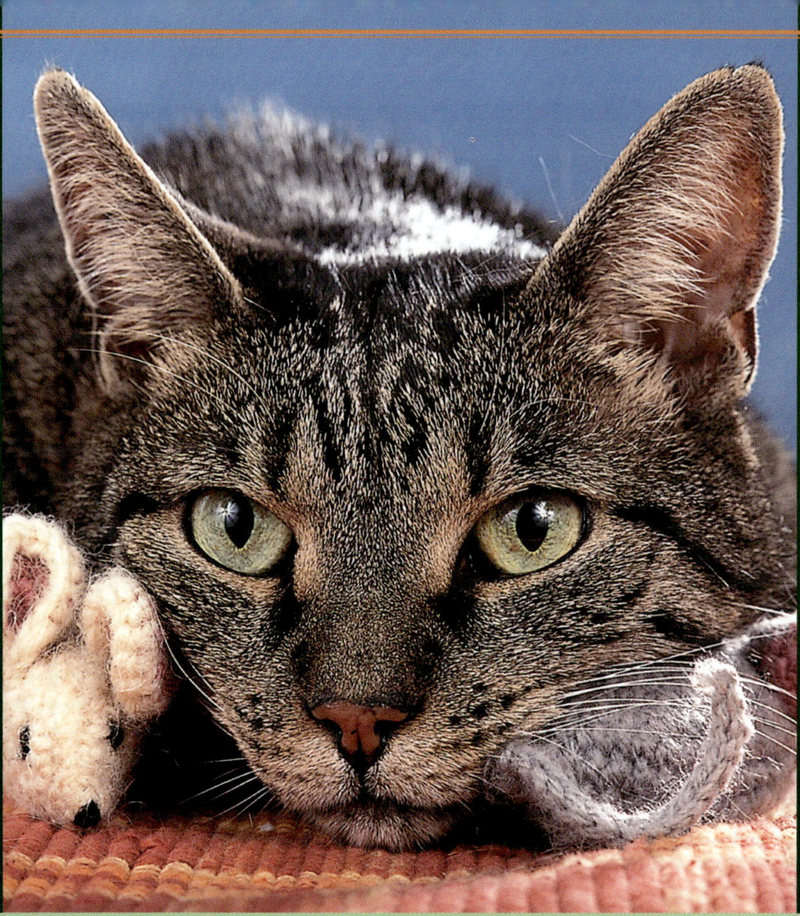

Anhang

Literatur

Becvar, Dr. med. vet. Wolfgang
Naturheilkunde für Katzen
Kosmos Verlag

Blome, Dr. med. Götz
Das neue Bachblüten-Buch
Bauer Verlag

Kraa, Gisela
Bach-Blüten für Katzen
Kosmos Verlag

Kübler, Heidi
Bachblüten in der Tiermedizin
Sonntag Verlag

Scheffer, Mechthild
Bachblütentherapie
Irisana Verlag

Wolters, Michael
Ganzheitlich orientierte
Verhaltenstherapie bei Tieren
Sonntag Verlag

Zu meiner Person

Ich absolvierte meine Tierheilpraktikerausbildung bei der Akademie für Tiernaturheilkunde in der Schweiz. Mein Schwerpunkt liegt in der Homöopathie und Verhaltenstherapie. Dadurch habe ich mich auch mit den Bachblüten auseinander gesetzt. In meiner Praxis setze ich sie bereits seit einigen Jahren mit großem Erfolg ein. Ich lebe mit einem Neufundländer, einem Briard, einer Perserkatze und natürlich meinem Mann, dem ich für seine Geduld und sein Verständnis für meinen Beruf danke, zusammen.

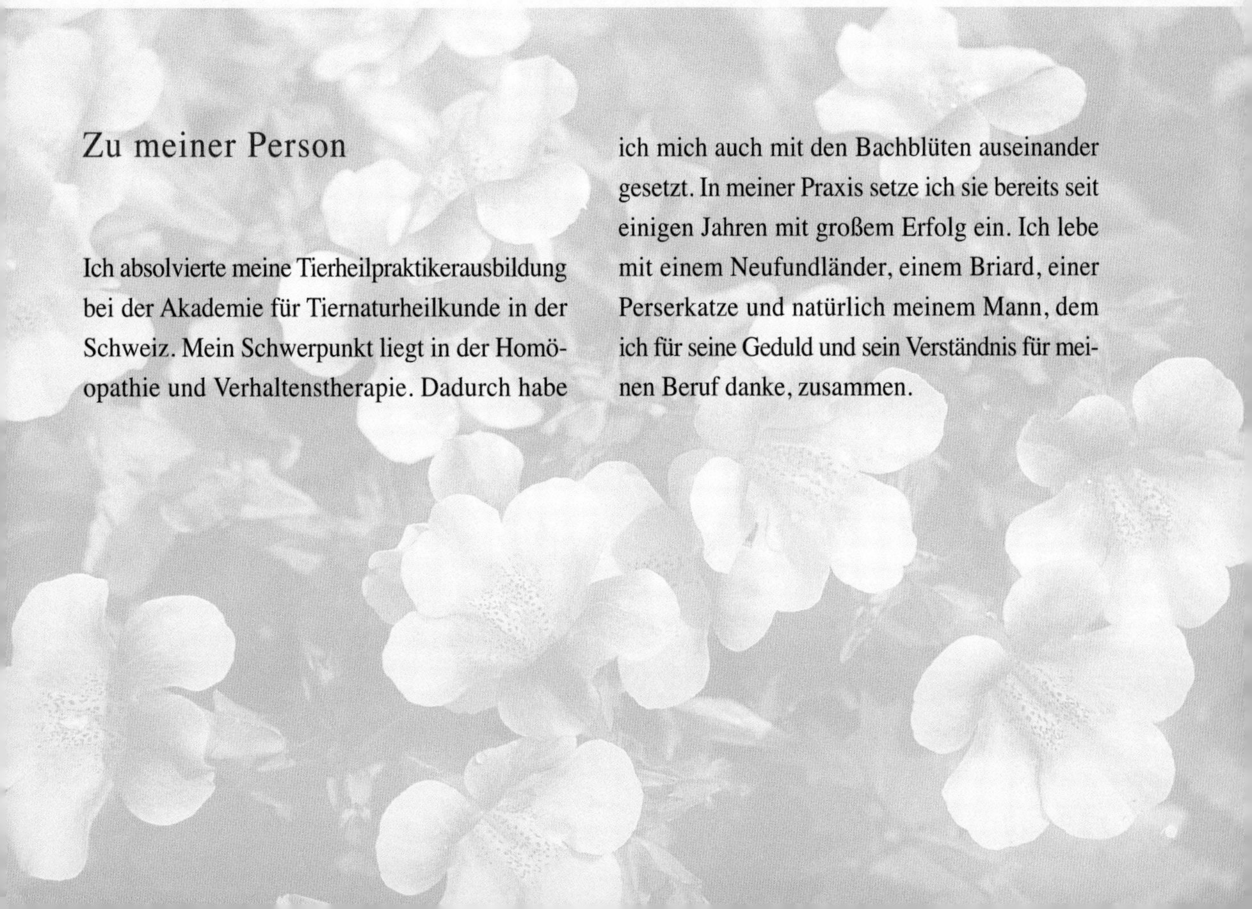

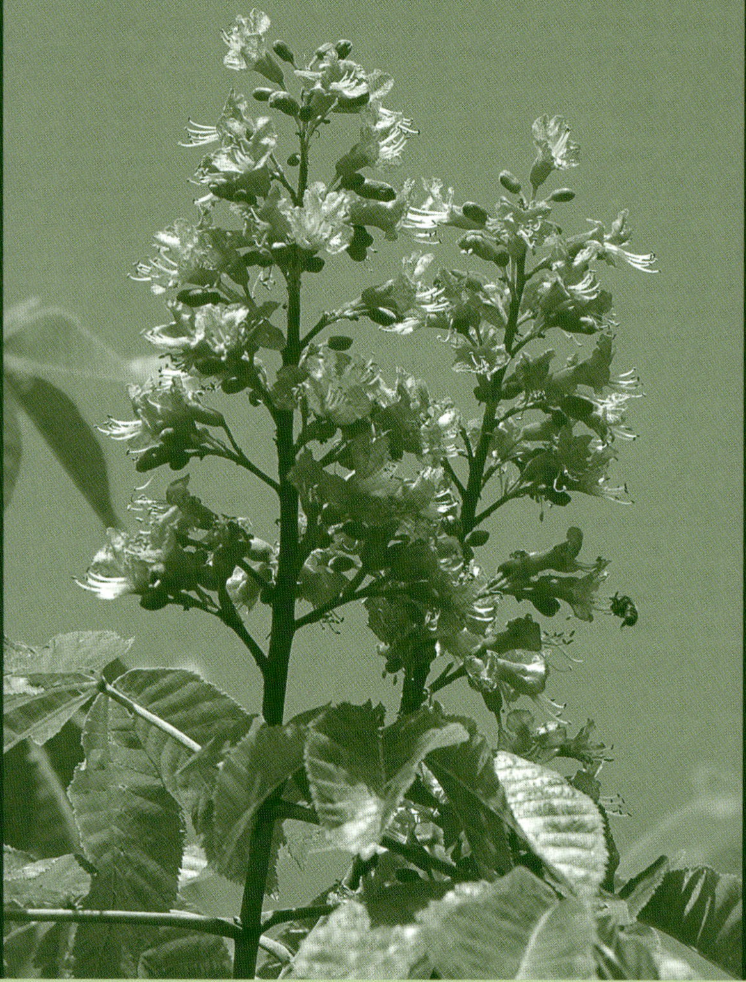

Stichwort-
verzeichnis

A

B

C

D

D

E

F

I

J

K

L

M

N

O

P

R

S

T

U

V

W

Z